学前教育专业核心课程系列教材

幼儿卫生保健实训教程

总主编◎唐学军　杨永红

主　编◎袁芙蓉

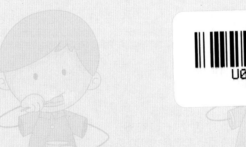

华东师范大学出版社

图书在版编目(CIP)数据

幼儿卫生保健实训教程/袁芙蓉主编. —上海:华东师
范大学出版社,2018
　ISBN 978 - 7 - 5675 - 8048 - 0

　Ⅰ.①幼…　Ⅱ.①袁…　Ⅲ.①幼儿-卫生保健-职业
教育-教材　Ⅳ.①R174

中国版本图书馆 CIP 数据核字(2018)第 172331 号

幼儿卫生保健实训教程

主　　编　袁芙蓉
项目编辑　何　晶
审读编辑　何　晶
责任校对　王建芳
装帧设计　庄玉侠

出版发行　华东师范大学出版社
社　　址　上海市中山北路 3663 号　邮编 200062
网　　址　www.ecnupress.com.cn
电　　话　021 - 60821666　行政传真 021 - 62572105
客服电话　021 - 62865537　门市(邮购)电话 021 - 62869887
地　　址　上海市中山北路 3663 号华东师范大学校内先锋路口
网　　店　http://hdsdcbs.tmall.com

印 刷 者　常熟市文化印刷有限公司
开　　本　787×1092　16 开
印　　张　9.25
字　　数　209 千字
版　　次　2019 年 2 月第 1 版
印　　次　2019 年 2 月第 1 次
书　　号　ISBN 978 - 7 - 5675 - 8048 - 0/G·11334
定　　价　27.00 元

出 版 人　王　焰

前　言

　　中职学前教育发展到今天,其人才培养的定位愈加明晰,即以培养幼儿园保育员作为主要目标。为了更好地培养社会需要的高素质幼儿园保育人才,同时尽可能地缩小学生理论学习和就业实践之间的差距,我们编写了这本《幼儿卫生保健实训教程》。

　　本书作为学前教育专业必修课程"幼儿卫生与保健"的配套教学用书,更突出实训环节,具有较强的应用性和实用性。本书从内容上主要分为五大项目:分别是幼儿园一日生活环节、幼儿园班级清洁与消毒、幼儿常见伤害的预防及处理、幼儿常见传染病的早期发现及预防、幼儿非传染性常见病的早期发现及预防。每个项目下面都有相应的实训任务,每个任务都涵盖了教学目标、工作任务、相关理论知识、相关实践知识和实训评价。实训流程科学具体,并配有相关的图片,加深巩固了对实训的说明和诠释。不仅创设模拟情景,促使学生对实训作深入的思考和探索,培养其创新能力,而且加强模拟操作训练,注重学生的实训操作体验,对操作过程有深刻的体会和感触,促进实训技能的巩固,同时提高其综合实践能力。

　　本书由唐学军、杨永红、袁芙蓉、韦宝富、杜学君、陶利、牟志华、李梦玲、陈玉萍、唐芳兰、唐静、何雪莲、史晓璐、甘翠英、敬敏等十多位老师参与编写,由袁芙蓉和韦宝富负责统稿。本书从最初的一线调研、制定计划到最后的成功完稿,历时三年多。编写过程中几易其稿,凝聚了所有编写人员的辛勤汗水和心血。编写期间得到了多所幼儿园的大力支持,也得到了众多专家的鼎力支持,知名专家王振宇不仅审阅了全稿,还提出了富有建设性的意见,为教材的完成、出版打下了坚实的基础。本书编写过程中同时参考了由北京师范大学实验幼儿园组编的《保育员工作指南》以及由宋文霞和王翠霞主编的《幼儿园一日生活环节的组织策略》两本文献。在此谨向领导、专家和参与编写工作的所有人员表示衷心的感谢和由衷的敬意!

　　由于编者水平有限,书中难免存在疏漏之处,敬请本研究领域的专家、学者和广大的一线教师批评指正!

编者

2019 年 2 月

课时安排表(供参考)

项目一　幼儿园一日生活环节	18
项目二　幼儿园班级清洁与消毒	10
项目三　幼儿常见伤害的预防及处理	12
项目四　幼儿常见传染病的早期发现及预防	10
项目五　幼儿非传染性常见病的早期发现及预防	9
总计	59

目　录

项目一　幼儿园一日生活环节

项目目标

（1）能独立组织幼儿园一日生活环节的保育工作。
（2）掌握与家长良好沟通的技巧。
（3）树立科学的保育观，关爱幼儿。

任务概述

（1）上网搜集或到幼儿园现场观摩幼儿园一日生活环节中保育员的工作内容。
（2）能独立操作完成幼儿园一日生活环节中保育员的基本流程（方法）。
（3）熟记并口述幼儿园一日生活环节中保育员的指导策略。

项目理论知识

（1）幼儿园安全管理制度。
（2）幼儿园药物管理制度。
（3）幼儿八大系统的卫生保健知识。
（4）幼儿园消毒卫生知识。
（5）幼儿营养卫生知识。

项目实践知识

（1）幼儿园一日生活各环节保育员的基本流程（方法）。
（2）幼儿园一日生活各环节保育员的指导策略。

任务一　幼儿快乐入园

任务目标

（1）熟悉幼儿入园环节保育员的工作流程、幼儿入园常规以及实训提示。
（2）在模拟情景中，独立操作完成基本流程以及晨检的步骤，并做到主动跟家长交流幼儿在家、在园的情况，做好良性沟通。

（3）熟记幼儿入园环节保育员的指导策略，并在模拟情景中熟练操作运用。

相关理论知识

一、幼儿入园环节保育员的工作流程

程序	工作内容	教师行为步骤
1	保洁	做好幼儿入园前对幼儿活动场所和生活用品等的清洁和消毒工作
2	交接	教师迎接幼儿入园的同时，与家长交谈，了解幼儿在家饮食、睡眠、大小便等情况，以及需要注意的特殊事项
3	晨检	做到一摸、二看、三问、四查，如发现问题，应及时处理
4	进班	带幼儿进入其所在班级，交由带班教师

二、幼儿入园常规

（1）幼儿衣着整洁，心情愉快。

（2）幼儿有礼貌地向老师、小朋友问好，向家长说再见。

（3）幼儿主动配合老师，接受晨检。

（4）幼儿进入班级以后，将外衣、帽子等叠整齐，放在固定地方。

相关实践知识

一、幼儿入园环节保育员的工作流程（通→迎→谈→检→喷→进）

1. 实训器材准备

红外线电子体温计、装有乐口福泰的喷瓶。

2. 迎接幼儿入园的程序

（1）通：每日清晨，保育员来到教室第一件事情就是打开窗户通风，做好室内外的清洁和消毒工作，保持教室空气流通。

（2）迎：教师衣着整洁大方，笑容和蔼可亲，精神状态饱满，迎接幼儿入园。

（3）谈：与家长充分交流。保育员与家长以诚相待，建立信任，相互配合，做好家园共育措施。

具体内容包括：

① 了解幼儿的家庭情况，熟悉幼儿的家人。

② 通过与家长交谈，了解幼儿在家情况，包括饮食、睡眠和大小便是否正常以及需要注意的特殊事项，如：是否需要服药等。

③ 询问幼儿的生活习惯,喜欢吃什么,每天喝多少水。

④ 了解幼儿的个性特征。

⑤ 了解幼儿的身体状况。

⑥ 让家长了解幼儿在园的表现。

⑦ 共同商讨幼儿良好习惯的养成。

(4)检:一问、二摸、三看、四查,具体如下:

一问——询问家长,幼儿有无不舒服,在家的饮食、睡眠、排便等情况。

二摸——摸幼儿的额部,了解体温是否正常,摸幼儿颈部观察淋巴结及腮腺有无肿大现象(见图1-1)。

三看——认真查看幼儿的咽喉部是否发红,幼儿的脸色、皮肤和精神状况等有无异常(见图1-2)。

四查——幼儿有无携带不安全的物品,如发现问题,应及时处理。

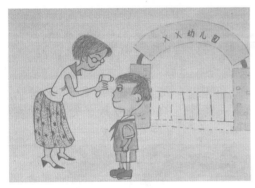

图1-1　检测幼儿体温

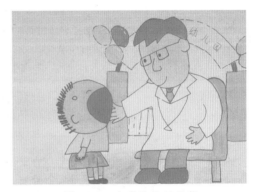

图1-2　查看幼儿咽喉部

(5)喷:向幼儿口腔喷适量乐口福泰,预防幼儿龋齿,预防感冒。

(6)进:确保幼儿进入其所在班级,交由带班教师。

此外,还可以通过儿歌提高幼儿入园的兴致。

入园歌一	入园歌二
太阳出来眯眯笑, 我们来到幼儿园。 见了老师问声好! 见了同伴把手招。 讲文明、懂礼貌,我们都是好宝宝。	爸爸妈妈去上班, 我上幼儿园, 也不哭,也不闹, 叫声老师好。

3. 实训提示

(1)开园迎接幼儿之前,保育员应全方位检查幼儿活动场所,排除安全隐患。

(2)愉悦地跟幼儿交谈,注意引导幼儿积极的情绪。晨检时,对幼儿全面检查,严格做到

"一问、二摸、三看、四查"。

（3）提醒家长不能让幼儿随身携带尖锐或锋利的玩具进园，不带细小的物品进教室，避免异物进入幼儿口、耳、鼻中。

（4）教师要对幼儿的药品及使用做好详细登记。

（5）晨检中，如发现有异常状况的幼儿，应及时与家长沟通，并上报幼儿园。

二、幼儿入园环节保育员的指导策略

	小班	中班	大班
幼儿入园环节保育员的指导策略	整理好仪容仪表，面带微笑，提前在门口迎接幼儿		
	幼儿来园时，保育员蹲下，从家长手中接抱住幼儿，含笑问好	幼儿来园时，从家长手中接过幼儿，拉着幼儿的手，含笑问好	幼儿来园时，点头示意，含笑问好
	幼儿初入园，容易情绪焦虑，保育员要耐心关注，温情安抚	指导幼儿进教室，跟其他小朋友问好，放书包、整理自己的物品	鼓励幼儿自己放书包，跟其他小朋友问好，整理物品
	询问家长幼儿在家情况；并告知家长幼儿在园情况	鼓励幼儿清晰地说出在家的情况，并告知家长幼儿在园情况	鼓励幼儿清晰地说出在家的情况，并告知家长自己的在园情况
	告诉家长不要让幼儿将零食和危险物品（如：药片、铁钉、纽扣、尖利的玩具等物）带入园内；保育员仔细检查幼儿书包、衣服、裤兜	告诉幼儿不能将零食和危险物品（如：药片、铁钉、纽扣、尖利的玩具等物）带入园内；跟幼儿一起仔细检查书包、衣服、裤兜	鼓励幼儿自己检查书包、衣服、裤兜，确定没有将零食和危险物品（如：药片、铁钉、纽扣、尖利的玩具等物）带入园内
	如有幼儿需要喂药，教师将药品从家长手中接过，并向家长询问清楚；然后进行登记，写清楚幼儿姓名、喂药时间；最后将药放置到幼儿够不到的专门区域		
	送家长离开，将幼儿送进教室，帮助幼儿找伙伴一起玩	家长离开时，提醒幼儿给家长说再见；送家长离开，指导幼儿进行区域活动	家长离开后，鼓励幼儿自由进行区域活动

🎈 小组活动

（1）5—6人一组，分享各自搜集的幼儿入园环节中保育员的工作内容，每组推荐一名同学在全班做交流。

（2）5—6人一组，轮流口述幼儿入园环节保育员的指导策略。

（3）5—6人一组，在模拟情景中操作完成幼儿入园环节的基本流程。

（4）5—6人一组,分角色扮演与家长沟通幼儿在家、在园情况。

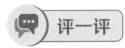

评一评

迎接幼儿入园的任务评价表

项目	评价标准	等级				备注
		优	良	中	差	
态度	微笑面对家长,态度稳重					
	亲切面对幼儿					
	养成爱动脑筋、关注细节的习惯					
语言	跟不同层次的家长有针对性地使用语言					
	语言甜美、干净,音量适中					
	陈述内容清晰、准确,语言表达简明扼要					
行为	对家长有礼貌、动作自然、指示清晰					
	晨检动作正确、规范					
	动作示范美观、大方					
	陈述语言与动作要协调一致					
效果	能熟练操作幼儿入园环节的基本流程和指导策略					
	跟家长交流立场正确,有细节交待					
	条理清楚、要点突出					
	教态自然					

拓展训练

（1）幼儿入园时突然哭闹不止,不愿意进园,该怎么办?

（2）应该怎样帮助幼儿习得正确的入园常规?

（3）在入园环节中，跟家长沟通交流的注意事项有哪些？

任务二　幼儿趣味洗手

📍 任务目标

（1）熟悉幼儿洗手环节保育员的工作流程、幼儿洗手常规以及实训提示。
（2）在模拟情景中，独立操作完成幼儿正确的洗手方法。
（3）熟记幼儿洗手环节保育员的指导策略，并在模拟情景中熟练操作运用。

🌐 相关理论知识

一、幼儿易疲劳的骨骼肌

幼儿手指和腕部肌肉群发育得较晚，手指的精细动作不易掌握，因此，幼儿洗手在必要时需要老师的帮助。

二、幼儿皮肤的特点

幼儿皮肤薄嫩，偏碱性，自我保护功能差，易受损伤和感染。因此，幼儿要养成良好的洗手习惯。

三、幼儿洗手环节保育员的工作流程

程序	工作内容	操作步骤
洗手前	洗手动员、调节水温	① 引导幼儿分组进入盥洗室、鼓励幼儿自己将衣袖挽高，帮助袖口较紧等情况特殊的幼儿挽衣袖； ② 寒冷季节时，教师要事先将水温调节好
洗手中	观察指导	保育员站在盥洗室指导幼儿用正确的方法洗手
洗手后	提醒、整理	① 提醒幼儿关闭水龙头； ② 引导幼儿拉下袖子，整理衣袖

四、幼儿洗手常规

（1）知道洗手的好处，饭前、便后、手脏时能够及时洗手。
（2）洗手时不打湿衣袖、不玩水、节约用水。
（3）用流动水和肥皂（洗手液）洗手。
（4）洗完后双手在水池内甩几下，防止水滴在地上。

（5）用自己的毛巾将手擦干。

（6）养成认真有序洗手的良好习惯。

相关实践知识

一、保育员指导幼儿正确的洗手方法（湿→搓→冲→捧→擦）

1. 实训器材准备

水龙头带开关、洗手池、擦手毛巾、肥皂及肥皂盒。

2. 幼儿正确的洗手方法

（1）湿：在水龙头下把手淋湿，擦上肥皂或洗手液。

（2）搓：牢记七步洗手法，即手心、手背、指缝相对搓揉20秒，动作分解如图1-3所示。

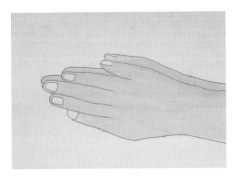
① 掌心相对，手指并拢相互摩擦

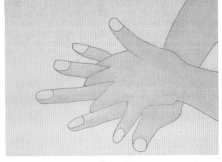
② 手心对手背沿指缝相互搓擦，交换进行

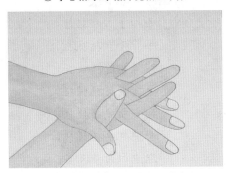
③ 掌心相对，双手交叉沿指缝相互摩擦

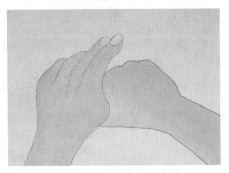
④ 一手握另一手大拇指旋转搓擦，交换进行

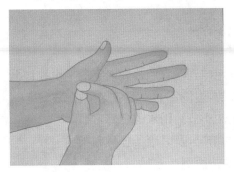
⑤ 弯曲各手指关节，在另一手掌心旋转搓擦，交换进行

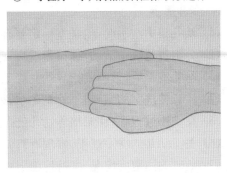
⑥ 将五个手指尖并拢放在另一手掌心旋转揉搓，交换进行

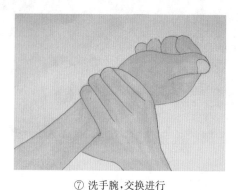

⑦ 洗手腕，交换进行

图 1-3 七步洗手法图示

（3）冲：在流动水下彻底冲净双手，直到手无滑腻感。

（4）捧：用手捧些清水将水龙头冲洗干净，再关闭水龙头。

（5）擦：用自己的擦手毛巾擦干双手。可参见五步擦手法，具体如下：

① 取毛巾；

② 擦手心；

③ 擦手背；

④ 擦胳膊；

⑤ 挂毛巾。

可以结合洗手儿歌反复练习指导幼儿正确的洗手方法。

洗手儿歌	**搓泡泡**
正搓搓，反搓搓，交叉搓。	手心手心搓搓搓，
指缝、指尖；指缝、指尖。	手背手背搓搓搓，
手腕转一转，手腕转一转。	指缝指缝搓搓搓，
清一清，甩一甩。	大拇指呀搓搓搓，
擦一擦，拉一拉。	指尖指尖搓搓搓，
干净了，乖娃娃。	手腕也要搓搓搓，
	泡泡白白多又多。

3. 实训提示

（1）幼儿集中洗手时，盥洗室一定要有教师或保育员。

（2）分组进行洗手活动，保持盥洗室安静有序。

（3）幼儿洗手后，教师要指导幼儿将毛巾整齐地挂到贴有照片或名字的毛巾挂钩上。

（4）注意盥洗室的室温，不管是冬季、秋末、春初，盥洗室的室温应保持在 23—25℃。

（5）在洗手过程中，注意培养幼儿洗手的自主性和节约用水的良好习惯。

（6）关注幼儿的洗手过程，发现有打闹、玩水的情况，及时给予提醒和指导。

（7）随时关注地面情况，保持地面干爽，以免幼儿滑倒。

二、幼儿洗手环节保育员的指导策略

<table>
<tr><td></td><td>小班</td><td>中班</td><td>大班</td></tr>
<tr><td rowspan="10">幼儿洗手环节保育员的指导策略</td><td>保育员边亲切叫幼儿的昵称边帮助幼儿挽起衣袖</td><td>保育员示范挽衣袖的方法（先挽好袖口，再把袖口拉于前臂中间位置）；幼儿尝试独立挽衣袖，必要时保育员帮助幼儿挽好衣袖</td><td>让幼儿自己挽衣袖，必要时保育员帮助幼儿挽好衣袖</td></tr>
<tr><td>保育员帮助幼儿打开水龙头</td><td>保育员示范打开水龙头，幼儿跟随学习</td><td>幼儿尝试自己打开水龙头</td></tr>
<tr><td colspan="2">保育员调试好水温，水量适宜</td><td>保育员调试好水温，幼儿跟随保育员学习调节好水量</td></tr>
<tr><td>保育员边帮助幼儿双手合拢将手心、手背打湿，边说："洗手啦！洗小手，洗脏手。"</td><td>保育员示范淋湿双手，幼儿跟随学习</td><td>让幼儿自己淋湿双手</td></tr>
<tr><td>保育员边帮助幼儿挤洗手液或抹上肥皂，边说："挤洗液，挤挤挤；抹肥皂，抹抹抹……"</td><td>保育员示范取用洗手液或搓肥皂，幼儿跟随学习，保育员指导帮助</td><td>让幼儿尝试自己挤压洗手液或搓肥皂，保育员指导用量的控制</td></tr>
<tr><td>保育员边帮助幼儿洗净手心、手背、手指、指缝、手腕，边说："洗手心，洗洗洗……"等，并帮助幼儿冲洗双手</td><td>保育员示范洗手的方法——手心→手背→手指→指缝→手腕→冲洗（冲洗干净双手），幼儿跟随学习洗手，保育员指导帮助</td><td>让幼儿尝试自己搓洗手心、手背、手指、指缝、手腕，冲洗干净双手（必要时保育员要给予帮助与指导）</td></tr>
<tr><td>保育员引导幼儿找自己的毛巾</td><td>保育员指导幼儿按标记（或幼儿自己的照片）找到自己的毛巾</td><td>幼儿能按标记（或自己的照片）找到自己的毛巾</td></tr>
<tr><td>保育员边帮助幼儿打开毛巾擦干双手，边用语言和幼儿进行交流</td><td>保育员示范打开毛巾，用毛巾擦干双手；幼儿尝试自己打开毛巾擦手（一只手拿着毛巾的中间部分，另一只手放到毛巾上，擦手心、擦手背、擦手缝，擦完一只手后交换擦另一只手）</td><td>在保育员提示下能用正确的方法擦手：打开毛巾，一只手拿着毛巾的中间部分，另一只手放到毛巾上，擦手心、擦手背、擦手缝，擦完一只手后交换擦另一只手</td></tr>
<tr><td>保育员帮助幼儿整理好衣服袖口</td><td>擦手后幼儿尝试独立整理好衣服袖口</td><td>擦手后幼儿独立整理好衣服袖口</td></tr>
</table>

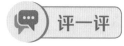 **小组活动**

（1）5—6人一组，分享各自搜集的幼儿洗手环节保育员的工作内容，每组推荐一名同学在全班做交流。

（2）5—6人一组，轮流口述幼儿洗手环节保育员的指导策略。

（3）5—6人一组，模拟操作示范幼儿洗手的正确方法。

💬 **评一评**

指导幼儿正确洗手的任务评价表

项目	评价标准	等级				备注
		优	良	中	差	
态度	关爱幼儿的健康，态度端正、亲切					
	养成积极、主动、好学的学习习惯					
	养成爱动脑筋、关注活动中细节的习惯					
语言	语言流畅，使用普通话，并且普通话标准					
	语言甜美、干净，音量适中					
	陈述内容清晰、准确					
行为	展示动作协调，指示清晰					
	展示动作示范正确、规范					
	展示动作示范美观、大方					
	陈述语言与动作要协调一致					
效果	能熟练操作幼儿正确的洗手方法和指导策略					
	操作设计合理，有细节交待					
	条理清楚，要点突出					
	展示时教态自然					

拓展训练

（1）幼儿洗手时贪图玩耍，如常常伴着打闹或者玩水，应怎样应对？

（2）通过哪些方法可以帮助幼儿快速记住正确的洗手方法？

（3）在洗手环节中，幼儿存在着哪些安全隐患，应怎样预防？

任务三 幼儿科学喝水

任务目标

（1）熟悉幼儿喝水环节保育员的工作流程、幼儿喝水常规以及实训提示。

（2）在模拟情景中，独立操作完成幼儿喝水的保育工作基本流程。

（3）熟记幼儿喝水环节保育员的指导策略，并在模拟情景中熟练操作运用。

相关理论知识

一、幼儿泌尿系统的特点

（1）肾脏：幼儿的肾功能较差，肾小球滤过率低，肾小管排泄及再吸收功能较差，对尿的浓缩和稀释功能也较弱。因此幼儿易发生脱水或水肿。

（2）输尿管：幼儿输尿管长而弯曲，管壁肌肉及弹力纤维发育不全，故易扩张受压及扭曲而导致梗阻，易造成尿潴留并诱发感染。

（3）膀胱：幼儿的膀胱容量小，黏膜柔软，肌层及弹性纤维不发达，贮水机能差，排尿次数多。

（4）尿道：幼儿的尿道较短，黏膜薄嫩，易被细菌感染，引起上行感染。

（5）排尿：幼儿大脑皮层发育不完全，对排尿调节能力差，主动控制排尿能力差，3岁左右能控制排尿。

二、幼儿对水的需要量

幼儿相对较成人对水的需要量要多，约占体重的 70%—75%。水的需要量若按公斤体重计算,则年龄越小,需要水分越多。当活动量大、气温高、多食蛋白质和无机盐时,水的需要量还会增加。

三、幼儿喝水环节保育员的工作流程

程序	工作内容	具体步骤
喝水前	准备工作	① 保育员提前准备好温开水以及水杯; ② 组织幼儿排队,讲明喝水注意事项
喝水中	观察指导	保育员指导幼儿正确取杯、放水和喝水
喝水后	提醒、整理	① 提醒幼儿放回自己的水杯,有序离开; ② 保育员整理使用过的水杯,清洗并消毒

四、幼儿喝水常规

(1) 懂得喝水对身体健康的好处。

(2) 知道正确拿取水杯的方法,保持水杯的清洁。

(3) 接适量的水,尽量避免将水洒在地上。

(4) 能独立喝适量的水。

(5) 口渴了能够主动示意要喝水。

(6) 养成安静、有序喝水的良好习惯。

(7) 知道按时喝水,遇到特殊情况能及时喝水。

📊 相关实践知识

一、保育员指导幼儿正确喝水的基本流程(取→接→喝→放)

1. 实训器材准备

保温桶、水杯、凳子。

2. 幼儿正确喝水的基本流程

(1) 取:取水杯时,保育员带领幼儿有序地从水杯架上取下自己的水杯,右手拿水杯,左手扶水杯的另一侧(见图1-4)。

(2) 接:接水时,保育员要求幼儿将杯口与水龙头对齐,接至少一半的水,以保证喝水量(见图1-5)。

(3) 喝:喝水时,保育员要求幼儿坐姿端正,坐凳子的三分之二,两手端着水杯进行喝水(一只手紧握杯把,另一只手紧握水杯另一侧,见图1-6)。

(4) 放:喝完水,右手拿住水杯,轻轻放回原处,有序离开(见图1-7)。

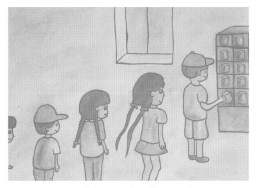

图 1-4 取水杯

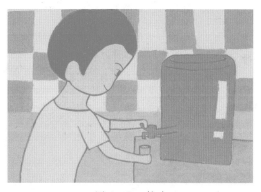

图 1-5 接水

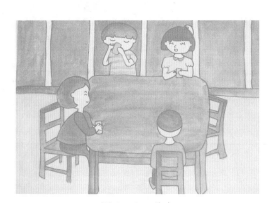

图 1-6 喝水

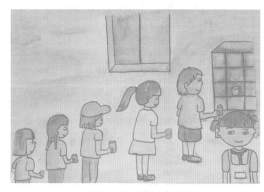

图 1-7 放回水杯

可以结合喝水儿歌反复练习,直至幼儿掌握正确喝水的基本流程。

喝水规则	**喝水安全**
排队接水别拥挤	排好队,去喝水,先他人,后自己。
双手接水不洒出	取到杯,再接水,喝多少,接多少。
先凉后热记得牢	慢慢喝,别呛着,安全喝水很重要。
喝水小嘴不吵闹	
	我们来喝水
	小杯子,手中拿,水儿清清接满啦。
	多喝水,不生病,小手端平水不洒。

3. 实训提示

(1)喝水前,提醒幼儿先洗手。

(2)教师要先试水温,确保水温适宜。

(3)教师随时关注幼儿的喝水情况,及时提醒生病或不爱喝水的幼儿自主喝水。

(4)注意饭前不要大量喝水。

二、幼儿喝水环节保育员的指导策略

	小班	中班	大班
幼儿喝水环节保育员的指导策略	准备工作： ① 给每位幼儿的水杯做不同的标记； ② 为幼儿准备温度适宜(30℃左右)的白开水； ③ 幼儿喝水前确保饮水桶周围的地面干燥,给幼儿提供安全的喝水环境； ④ 喝水前,组织幼儿洗手		
	保育员提醒幼儿取自己的水杯,指导幼儿安静有序地坐在自己的位子上；帮助幼儿倒半杯或三分之二杯的水	保育员提醒幼儿用正确的方法端取水杯,接适量的水	保育员鼓励幼儿能用正确的方法端取水杯,接适量的水
	保育员指导幼儿握好杯把,端稳水杯,一口一口慢慢喝,提醒幼儿不要把水洒到衣服或地面上	保育员鼓励幼儿用正确的方法喝水,提醒幼儿不要把水洒到衣服或地面上	
	喝完水,保育员提醒幼儿将水杯放到原处		

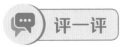 **小组活动**

(1) 5—6 人一组,分享各自搜集的幼儿喝水环节保育员的工作内容,每组推荐一名同学在全班做交流。

(2) 5—6 人一组,轮流口述幼儿喝水环节保育员的指导策略。

(3) 5—6 人一组,模拟操作完成幼儿喝水环节的基本流程。

评一评

指导幼儿正确喝水的任务评价表

项目	评价标准	等级				备注
		优	良	中	差	
态度	关爱幼儿的健康,态度端正、亲切					
	养成积极、主动、好学的学习习惯					
	养成爱动脑筋、关注活动中细节的习惯					

续 表

项目	评价标准	等级				备注
		优	良	中	差	
语言	语言流畅,使用普通话,并且普通话标准					
	语言甜美、干净,音量适中					
	陈述内容清晰、准确					
行为	展示动作协调,指示清晰					
	展示动作正确、规范					
	展示动作示范美观、大方					
	展示语言与动作要协调一致					
效果	能熟练操作幼儿喝水环节的基本流程和指导策略					
	操作设计合理,有细节交待					
	条理清楚,要点突出					
	展示时教态自然					

拓展训练

(1) 幼儿在喝水时间拒绝喝水或喝水过少,应该怎么做?

(2) 通过哪些方法可以帮助幼儿按时适量地喝水?

(3) 在幼儿喝水环节中,存在着哪些安全隐患,应怎样预防?

任务四 幼儿轻松如厕

任务目标

(1) 熟悉幼儿如厕环节保育员的工作流程、幼儿如厕常规以及实训提示。

(2) 在模拟情景中,独立操作完成幼儿如厕的保育工作基本流程。

(3) 熟记幼儿如厕环节保育员的指导策略,并在模拟情景中熟练操作运用。

相关理论知识

《幼儿园教育指导纲要(试行)》中指出教师和家长要"培养幼儿良好的饮食、睡眠、盥洗、排泄等生活习惯和生活自理能力"。作为一名幼儿园的保育员,应当充分了解幼儿泌尿系统发育特点,即幼儿期贮尿机能差,排尿次数多。

一、幼儿如厕环节保育员的工作流程

程序	工作内容	行为步骤
如厕前	厕所保洁、如厕动员	① 保育员检查马桶、便池是否干净,地面是否干爽; ② 引导幼儿分组进入厕所,鼓励幼儿自己脱裤解便,幼儿脱裤困难时保育员可协助
如厕时	指导、观察	保育员在旁边指导幼儿正确的解便方法和步骤
如厕后	提醒、整理	① 提醒幼儿穿好裤子,帮助整理好衣裤; ② 帮助幼儿便后冲洗厕所,提醒幼儿便后洗手

二、幼儿如厕常规

(1) 懂得在园如厕是一件很平常的事,不要紧张,不要拒绝。

(2) 能自己脱裤子、提裤子,大小便入池,便后自理。

(3) 懂得及时排便对身体健康有好处,产生便意知道如厕或告知老师,及时排便,养成良好的习惯。

(4) 定时排便,便后冲便池,便前便后洗手。

(5) 能安静有序地如厕,不在厕所逗留、玩耍。

📊 **相关实践知识**

一、保育员指导幼儿正确如厕的基本流程

1. 实训器材准备

洗手池、肥皂、擦手巾、卫生纸、便池（槽）。

2. 场地准备

模拟创设一个温馨、舒适的幼儿盥洗室。

3. 幼儿正确如厕的基本流程

● 女孩大小便流程（站→脱→擦→提→冲）

（1）便前用肥皂洗手。

（2）站在便池前两腿分开站稳。

（3）抓住裤腰，将裤子脱至膝盖处，蹲下时用手将裤子朝胸前拉紧。

（4）便后用卫生纸擦拭，擦的时候从前往后擦。

（5）抓住裤腰，用力向上提裤子。先提里面的内裤、衬裤，再提外面的裤子，最后整理裤子的两侧、前面和后面。

（6）冲厕所。

（7）便后洗手。

备注：小班的女孩由老师协助完成如厕，中大班的女孩在老师指导下学会自己如厕。

● 男孩大小便流程（站→脱→擦→提→冲）

（1）便前用肥皂洗手。

（2）站在便池前两腿分开站稳。

（3）小便时抓住裤腰用力应将裤子脱至胯下，手扶阴茎，对准小便池，不要将小便洒到便池外。大便时抓住裤腰应将裤子脱至膝盖处，蹲下时用手将裤子朝胸前拉紧。

（4）便后用卫生纸擦拭。

（5）抓住裤腰，用力向上提裤子。先提里面的内裤、衬裤，再提外面的裤子，最后整理裤子的两侧、前面和后面。

（6）冲厕所。

（7）便后洗手。

备注：小班的男孩由老师协助完成如厕，中大班的男孩在老师指导下学会自己如厕。

可以结合以下如厕儿歌反复练习，直至幼儿掌握正确如厕的基本流程。

脱裤子	**小屁股，干净啦**
两手抓裤腰，脱到膝盖处。	小手纸，手中拿；
内裤不再湿，宝宝舒服啦。	小屁股，翘起来；

> 手纸对准小屁股,轻轻地擦一擦;
> 再把手纸折一折,然后再来擦一擦;
> 屁股擦得真干净。

4. 实训提示

(1) 幼儿如厕前后,要及时擦干地面上的积水,防止幼儿滑倒。

(2) 组织幼儿安静有序地如厕。

(3) 在如厕过程中,提醒幼儿不要在厕所逗留、玩耍。

(4) 坐便器定期消毒,用专用抹布擦拭,然后用流动水冲洗干净。

(5) 注意幼儿在如厕时是否打湿裤子,如有发现,应及时更换。

二、幼儿如厕环节保育员的指导策略

	小班	中班	大班
幼儿如厕环节保育员的指导策略	保育员组织幼儿排队,老师给幼儿编好顺序,以免争抢、推挤	保育员提示如厕,幼儿自行排队,按编排好的列队站好	保育员提示如厕,幼儿快速地自行排队,按编排好的列队站好,井然有序
	解便时,保育员协助幼儿两腿分开站在便池两侧	解便时,保育员引导幼儿两腿分开站在便池两侧	解便时,幼儿能独立将两腿分开站在便池两侧
	保育员帮助幼儿抓住裤腰,将裤子脱至膝盖处,蹲下后用手将裤子向胸口处拉紧,以免打湿裤子	保育员引导幼儿把裤子脱至膝盖处,蹲下后用手将裤子向胸口处拉紧,以免打湿裤子	幼儿能独立将裤子脱至膝盖处,蹲下后用手将裤子向胸口处拉紧,以免打湿裤子
	保育员帮助幼儿擦屁股,擦拭时要从前往后擦	保育员引导幼儿正确擦屁股,从前往后擦	幼儿能独立擦屁股,从前往后擦
	便后,保育员帮助幼儿整理好衣裤	便后,保育员引导幼儿整理好衣裤	便后,幼儿能独立整理好衣裤
	便后,保育员帮助幼儿冲厕所,并帮助幼儿洗手	便后,保育员引导幼儿冲厕所,并引导幼儿洗手	便后,幼儿能独立冲厕所,并洗手

🎈 小组活动

(1) 5—6 人一组,分享各自搜集的幼儿如厕环节保育员的工作内容,每组推荐一名同学在全班做交流。

(2) 5—6 人一组,轮流口述幼儿如厕环节保育员的指导策略。

（3）5—6人一组,模拟操作完成幼儿如厕环节的基本操作流程。

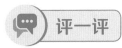

指导幼儿正确如厕的任务评价表

项目	评价标准	等级				备注
		优	良	中	差	
态度	关爱幼儿的健康,态度端正、亲切					
	养成积极、主动、好学的学习习惯					
	养成爱动脑筋,关注活动中细节的习惯					
语言	语言流畅,使用普通话,并且普通话标准					
	语言甜美、干净,音量适中					
	陈述内容清晰、准确					
行为	展示动作协调,指示清晰					
	展示动作示范正确、规范					
	展示动作示范美观、大方					
	陈述语言与动作要协调一致					
效果	能熟练操作幼儿如厕环节的基本流程和指导策略					
	操作设计合理,有细节交待					
	条理清楚,要点突出					
	展示时教态自然					

拓展训练

（1）当幼儿在如厕时发生拥挤、碰撞应如何处理?

（2）幼儿将大便拉在裤子上,作为老师应该如何处理?

任务五　幼儿室内外活动

幼儿室内活动

任务目标

（1）熟悉幼儿室内活动环节保育员的工作流程、幼儿室内活动常规以及实训提示。

（2）在模拟情景中，独立操作完成幼儿室内活动的保育工作基本流程。

（3）熟记幼儿室内活动环节保育员的指导策略，并在模拟情景中熟练操作运用。

相关理论知识

一、室内活动的安全要求

（1）提供安全充足的活动材料。

（2）根据活动内容划分明显的活动区域，选择合适的座位排列。

（3）特殊幼儿要特殊安排。

二、幼儿室内活动环节保育员工作流程

程序	内容	行为步骤
1	活动准备	① 提前与教师沟通活动的目标、流程及需要配合的事项； ② 活动前，确保活动场地安全
2	巡视指导	① 配合教师开展活动； ② 随时关注幼儿活动动向，关注幼儿身体状况，预防安全事故的发生； ③ 及时处理意外事故
3	活动整理	① 收拾整理活动教玩具，并清理场地； ② 组织幼儿有序喝水、如厕

三、幼儿室内活动常规

组织幼儿开展室内活动时，应当要求幼儿听从教师要求，积极主动参与活动，爱护并正确使用教玩具。

小班：(10—15分钟)	中班：(20—25分钟)	大班：(25—30分钟)
1. 能正确地使用和整理活动材料或用具。 2. 说话、走路、拿东西要"三轻"。 3. 有良好的倾听习惯、发言习惯，用眼、握笔、坐立姿势规范。 4. 遵守活动规则，不离集体。 5. 安全使用活动工具	1. 正确使用活动材料并爱护玩具。在"三轻"基础上，能够归类整理玩具按标记物归原处，并叠放整齐。 2. 在老师或家长的指导下尝试多途径收集信息，并参与做好有关材料的准备。 3. 与同伴友好玩耍，愿意与同伴分享。 4. 按照老师要求，不碰危险物品，不做危险动作，不与同伴打闹，不离集体。 5. 安全使用活动工具，借用工具用正确的方法递交	1. 能有目的地按自己的想法参与活动，参与场地布置。 2. 自主选择材料、角色、区域等进行游戏。 3. 参与活动材料的收集与准备。 4. 有安全意识，不碰危险物品，不做危险动作，不与同伴打闹，不离集体。 5. 学习解决活动中的问题，能克服困难，坚持游戏。 6. 安全使用活动工具，活动结束后积极主动地收拾整理活动教玩具

相关实践知识

一、幼儿室内活动环节保育员的基本流程

1. 活动准备

（1）保教协同。提前与教师沟通活动的目标、流程及需要配合的事项。

（2）材料收集。与家长、幼儿（中大班）共同收集自然物、废弃材料、半成品等游戏材料。

（3）场地准备。根据教学活动、游戏活动的需要，准备教玩具、材料和活动所需的空间场地（见图1-8）。

（4）安全检查。排查活动场地设施设备的安全隐患，强调安全事项。

（5）其他事项。组织幼儿喝水、如厕并洗手。

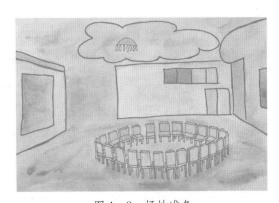

图1-8　场地准备

2. 巡视指导

（1）提供帮助。保育员积极主动配合主教老师开展室内活动，包括活动材料分发、播放音乐、维持活动秩序等。

（2）引导幼儿。配合主教老师指导幼儿正确活动，鼓励幼儿大胆活动（见图1-9）。

（3）关注幼儿。关注个别幼儿在活动中出现的问题，因人施教，个别辅导（见图1-10）。

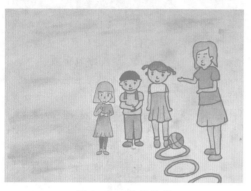

图1-9 引导幼儿

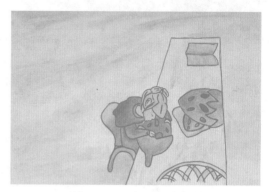

图1-10 关注个别幼儿

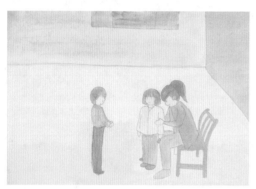

图1-11 培养幼儿良好习惯

（4）预防意外。随时关注幼儿活动动向，巡视安全，及时处理意外事故。

（5）培养习惯。培养幼儿良好的学习、游戏习惯（见图1-11）。

3. 活动整理

（1）收拾整理。收拾整理桌椅、活动材料、游戏器材及活动作品，并清理场地。

（2）盥洗如厕。组织幼儿有序洗手、喝水、如厕。

（3）记录反思。研讨幼儿活动情况，及时记录个别幼儿活动过程中行为异常表现（填写"幼儿室内活动观察记录表"，见本任务附件），及时在班级网站与家长沟通，反思幼儿是否在原有水平上有所发展。

二、实训提示

（1）活动过程中时刻关注每个幼儿的行为表现。

（2）活动中发现幼儿违规行为应及时制止和引导。

（3）对待幼儿的态度要平和、有耐心。

（4）亲子活动中注意引导家长建立良好的规则意识，对游戏规则了解透彻并能遵守。

三、幼儿室内活动环节保育员的指导策略

顺序	小班	中班	大班
活动前	帮助幼儿有序如厕、洗手	引导幼儿如厕、洗手	幼儿能独立完成如厕、洗手
	根据活动类型布置活动场地（便于幼儿活动、交流、操作）	引导幼儿根据活动类型布置活动场地（便于幼儿活动、交流、操作）	指导幼儿根据活动类型布置活动场地（便于幼儿活动、交流、操作）

续　表

顺序	小班	中班	大班
	给幼儿提供干净卫生的活动材料,帮助其认识活动工具,告知幼儿工具的安全用法	引导幼儿参与活动材料的准备,引导幼儿认识活动工具,介绍工具的安全用法	指导幼儿参与活动材料的准备,认识活动工具,介绍工具的安全用法
	与主配班老师协商好需配合的注意事项		
活动中	帮助幼儿树立游戏规则意识,养成良好的游戏习惯	引导幼儿树立游戏规则意识,养成良好的游戏习惯	幼儿自觉树立游戏规则意识,养成良好的游戏习惯
	耐心倾听,理解幼儿的想法与感受,支持鼓励幼儿大胆活动		
	关注幼儿在活动中的表现与反应,敏锐地察觉幼儿的需要,及时应答		
	关注所有幼儿,因人施教,满足不同幼儿的需要	关注个别幼儿,因人施教,满足不同幼儿的需要	
活动后	保育员收拾整理活动场地	引导幼儿收拾整理活动场地	指导幼儿收拾整理活动场地
	帮助幼儿有序地喝水、如厕及洗手	引导幼儿有序地喝水、如厕及洗手	让幼儿能独立有序地喝水、如厕、洗手

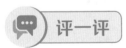

小组活动

（1）5—6人一组,分享各自搜集的幼儿室内活动环节保育员的工作内容,每组推荐一名同学在全班做交流。

（2）5—6人一组,轮流口述幼儿室内活动环节保育员的指导策略。

（3）5—6人一组,模拟操作完成幼儿室内活动环节保育员的基本流程。

评一评

指导幼儿室内活动的任务评价表

项目	评价标准	等级				备注
		优	良	中	差	
态度	微笑面对幼儿,态度稳重、亲切					
	关爱幼儿,尊重幼儿					
	善于思考,关注活动中的细节					

续　表

项目	评价标准	等级				备注
		优	良	中	差	
语言	语言流畅,使用普通话,并且普通话标准					
	语言甜美、干净,音量适中					
	陈述内容清晰、准确,语言表达简明扼要					
行为	活动准备工作充分					
	活动中对幼儿指示清晰,引导幼儿分工、协作					
	动作示范美观、大方,陈述语言与动作协调一致					
	指导幼儿完成活动后的整理工作					
效果	能熟练操作幼儿室内活动的基本流程和指导策略					
	配合主教老师完成活动任务					
	幼儿的能力得到发展					
	教态自然,受幼儿欢迎					

拓展训练

(1) 如何在教学活动中照顾幼儿的情绪?

(2) 活动中发现幼儿违规行为时如何正确制止和引导?

(3) 如何评价幼儿在活动中能力得到发展?

附件：

幼儿室内活动观察记录表

班级		活动类型		活动名称	
活动时间		活动地点		记录人	
活动过程					
总结反思					

幼儿异常行为表现情况记录

姓名		性别		年龄	
异常行为描述					
评价及原因分析					
行为引导实施策略					
家园联系情况					

● 幼儿户外活动

📍 任务目标

（1）熟悉幼儿户外活动环节保育员的工作流程、幼儿户外活动常规以及实训提示。

（2）在模拟情景中，独立操作完成幼儿户外活动的保育工作基本流程。

（3）熟记幼儿户外活动环节保育员的指导策略，并能在模拟情景中熟练操作运用。

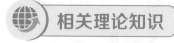

相关理论知识

一、学前儿童户外活动的安全要求

（1）提供安全的活动场地和材料。

（2）活动过程中密切关注幼儿安全。

（3）特殊幼儿要特殊安排。

二、幼儿室内活动环节保育员工作流程

程序	内容	行为步骤
1	活动准备	① 准备好活动材料； ② 排查活动场地、器械存在的安全隐患； ③ 了解幼儿的身心情况； ④ 引导幼儿做好活动前的准备（热身运动、强调活动的秩序与注意事项）
2	巡视指导	① 配合教师开展活动； ② 随时关注幼儿动向，关注幼儿身体状况，预防安全事故的发生； ③ 及时处理意外事故
3	活动整理	① 整理收拾活动场地，并清理场地； ② 组织幼儿有序地饮水、如厕

三、幼儿户外活动常规

组织幼儿开展户外活动时，应当要求幼儿听从教师要求，积极主动参与活动；爱护并正确使用活动器械。

小班	中班	大班
1. 能正确地使用和整理活动材料或用具。 2. 说话、走路、拿东西要"三轻"。 3. 有良好的倾听习惯和语言表达习惯。 4. 遵守活动规则，不离活动区域。 5. 安全使用活动器械	1. 正确使用活动材料并爱护器械。在"三轻"基础上，能够归类整理用具按标记物归原处，并叠放整齐。 2. 在老师或家长的指导下尝试多途径收集信息，并参与做好有关材料的准备。 3. 与同伴友好协作，愿意与同伴分享。 4. 按照教师要求，不碰危险物品，不做危险动作，不与同伴打闹，不离活动区域。 5. 安全使用活动器械，借用器械用正确的方法递交	1. 能有目的地按自己的想法参与活动，参与场地布置。 2. 自主选择活动器械进行游戏。 3. 参与活动器械的收集与准备。 4. 有安全意识，不碰危险物品，不做危险动作，不与同伴打闹，不离活动区域。 5. 能克服困难，坚持活动。 6. 安全使用活动器械，活动结束后能积极主动地收拾整理活动器械

相关实践知识

一、幼儿户外活动环节保育员的基本流程

1. 活动准备

（1）场地准备：做好清洁卫生，排查安全隐患，布置活动场地，摆放材料。

（2）师生准备：制定活动计划，检查幼儿衣着是否符合规范，观察幼儿身体情况，组织幼儿如厕洗手，强调安全事项，开展热身活动。

2. 巡视指导

（1）提供帮助。保育员积极主动配合主教老师开展活动，包括活动器械分发、使用，维持活动秩序等。

（2）引导幼儿。配合主教老师指导幼儿正确活动，鼓励幼儿大胆活动。

（3）关注幼儿。关注幼儿的身心状况及在活动中出现的问题，因人施教，个别辅导。

（4）预防意外。随时关注幼儿活动动向，巡视安全，及时处理意外事故。

3. 活动整理

（1）收拾整理。收拾户外体育器材、游戏材料，打扫场地卫生。

（2）盥洗如厕。组织幼儿有序、安静地喝水、如厕、洗手。

（3）记录反思。研讨幼儿活动情况，及时记录个别幼儿活动过程中行为异常表现，及时与家长沟通，反思幼儿是否在原有水平上有所发展。

二、实训提示

（1）活动过程中时刻关注每个幼儿的行为表现。

（2）活动中发现幼儿违规行为应及时制止和引导。

（3）对待幼儿的态度要平和、有耐心。

（4）教育幼儿懂得安全要点，明白什么是危险并能说出防范措施。

（5）体育活动中根据不同的活动类型强调相关安全事项。

三、幼儿户外活动环节保育员的指导策略

顺序	小班	中班	大班
活动前	帮助幼儿有序如厕、洗手。组织幼儿开展热身活动	引导幼儿如厕、洗手。引导幼儿列队开展热身活动	幼儿能独立完成如厕、洗手。指导幼儿列队开展热身活动
	根据活动类型布置活动场地（便于幼儿活动、交流、操作）	引导幼儿根据活动类型布置活动场地（便于幼儿活动、交流、操作）	指导幼儿根据活动类型布置活动场地（便于幼儿活动、交流、操作）

续　表

顺序	小班	中班	大班
	给幼儿提供干净卫生的活动器械,帮助其认识活动器械,告知幼儿器械的正确用法	引导幼儿参与活动器械的准备,引导幼儿认识活动器械,介绍器械的正确用法	指导幼儿参与活动器械的准备,认识活动器械,介绍器械的正确用法
	与主教老师协商好需配合的注意事项		
活动中	帮助幼儿树立规则意识,养成良好的活动习惯	引导幼儿树立规则意识,养成良好的活动习惯	幼儿自觉树立规则意识,养成良好的活动习惯
	耐心倾听,理解幼儿的想法与感受,支持并鼓励幼儿大胆活动		
	关注幼儿在活动中的表现与反应,敏锐地察觉幼儿的需要,及时应答		
	关注所有幼儿,因人施教,满足不同幼儿的需要	关注个别幼儿,因人施教,满足不同幼儿的需要	
活动后	保育员收拾整理活动场地	引导幼儿收拾整理活动场地	指导幼儿收拾整理活动场地
	帮助幼儿有序地喝水、如厕及洗手	引导幼儿有序地喝水、如厕及洗手	让幼儿独立有序地喝水、如厕、洗手

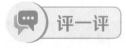 小组活动

(1) 5—6 人一组,分享各自搜集的幼儿户外活动环节保育员的工作内容,每组推荐一名同学在全班做交流。

(2) 5—6 人一组,轮流口述幼儿户外活动环节保育员的指导策略。

(3) 5—6 人一组,模拟操作完成幼儿户外活动环节保育员的基本流程。

评一评

指导幼儿户外活动的任务评价表

项目	评价标准	等级				备注
		优	良	中	差	
态度	微笑面对幼儿,态度稳重、亲切					
	关爱幼儿,尊重幼儿					
	善于思考,关注活动中的细节					

续 表

项目	评价标准	等级				备注
		优	良	中	差	
语言	语言流畅,使用普通话,并且普通话标准					
	语言甜美、干净,音量适中					
	陈述内容清晰、准确,语言表达简明扼要					
行为	活动准备工作充分					
	活动中对幼儿指示清晰,引导幼儿分工、协作					
	动作示范美观、大方,陈述语言与动作协调一致					
	指导幼儿完成活动后的整理工作					
效果	能熟练操作幼儿户外活动环节的基本流程和指导策略					
	配合主教老师完成活动任务					
	幼儿的能力得到发展					
	教态自然,受幼儿欢迎					

拓展训练

(1) 幼儿在体育游戏中出现流鼻血的情况该怎样处理?

(2) 如何帮助幼儿迅速了解户外活动的场地要求及活动要求?

幼儿户外活动观察记录表

班级		活动类型		活动名称	
活动时间		活动地点		记录人	
活动过程					
总结反思					

续　表

幼儿异常行为表现情况记录		
姓名	性别	年龄
异常行为描述		
评价及原因分析		
行为引导实施策略		
家园联系情况		

任务六　幼儿温馨进餐

任务目标

（1）熟悉幼儿进餐环节保育员的工作流程、幼儿进餐常规以及实训提示。

（2）在模拟情景中，独立操作完成幼儿进餐环节的保育工作基本流程，以及独立操作示范正确使用筷子和擦嘴的方法。

（3）熟记幼儿进餐环节保育员的指导策略，并在模拟情景中熟练操作运用。

相关理论知识

一、幼儿生长发育的特点

幼儿正处于生长发育时期，需要平衡膳食和合理营养。营养不良、营养过剩均属营养不良,都不利于幼儿正常发育和身体健康。由于幼儿的大肌肉群先发育,小肌肉群后发育,应通过进餐中正确使用餐具促进小肌肉群的发育。

二、幼儿消化系统的特点

(1) 幼儿胃容量较小,消化能力较弱。肝脏分泌的胆汁较少,脂肪消化吸收能力差;糖元贮存较少,受饿易发生低血糖。

(2) 3—6 岁是乳牙和恒牙交替的时间,咀嚼能力弱。

(3) 饭后剧烈运动会抑制消化。情绪紧张时,交感神经兴奋,可使消化管的运动减弱,消化腺的分泌减少。

三、幼儿进餐环节保育员的工作流程

程序	工作内容	行 为 步 骤
餐前	进餐准备	① 引导幼儿洗手; ② 配合教师创设良好的进餐环境,稳定幼儿情绪; ③ 清洁消毒饭桌、分发餐具
餐中	分餐	① 分餐时坚持少盛多添原则; ② 准备开饭,进餐时间不少于30分钟
	进餐指导	① 指导幼儿安静愉快地进餐,细嚼慢咽; ② 进餐时培养幼儿良好的习惯; ③ 观察个别幼儿的情绪变化,进餐时关注和关爱特殊幼儿
餐后	整理	① 提醒幼儿将餐具放在固定的容器中,放好自己桌椅; ② 培养幼儿正确地漱口、擦嘴、洗手,养成良好的卫生习惯; ③ 配合教师组织指导幼儿安静地休息

四、幼儿进餐常规

(1) 知道进餐前要洗干净双手。

(2) 懂得进餐时情绪愉快对身体健康有益,能安静愉快地进餐,乐于自己吃饭。

(3) 正确使用餐具(小班能熟练地使用勺子吃饭,中班会用筷子吃饭,大班能熟练地使用筷子吃饭),学习掌握吃多种食物的技能,逐步做到独立进餐。

(4) 了解各种食物的营养知识,根据需要适量进餐,知道均衡膳食对身体有益;爱吃各种食物,不挑食,不偏食,吃饱吃好。

(5) 养成良好的进餐习惯。做到细嚼慢咽,吃饭不发出较大的声音,不掉饭菜,保持桌面、地面干净。

(6) 餐后有序整理餐具,收拾食物残渣,做到餐后漱口、擦嘴、洗手。

📊 相关实践知识

一、幼儿进餐环节保育员的基本流程

1. 实训工具

① 消毒工具：2 块毛巾,2 个盆子,1 瓶消毒液,1 个水桶。

② 餐具：1 个饭盆,1 个菜盆,1 个汤盆,1 个饭勺,1 个汤勺,1 个剩饭菜盆,幼儿用餐餐具(汤碗、饭碗、菜碗、筷子各 3 套,1 个吐渣盘)。

③ 其他：口罩、隔离帽各 1 个,1 套桌椅。

2. 实训步骤(消→戴→分→盛→整)

(1) 进餐前。

① 餐前半小时不组织幼儿进行剧烈运动,不批评幼儿。

② 整理桌椅。餐前 20 分钟消毒桌面。消毒桌面的时候,按照"清——消——净"的程序进行消毒。消毒环节的步骤如下：先戴上专用手套,取一定量清水,配置 250 mg/L 有效氯消毒剂,将消毒液放回安全位置;取一块干净的抹布,放入配制好的消毒液中浸泡,浸泡到规定时间后取出,再将抹布折成长方形;按照从左到右、从上到下的顺序擦净桌面,一面只能擦一次,切忌不要忘了擦桌子的四边与四角;一块抹布擦一张桌子,做到一桌一巾;15 分钟后按照消毒桌面的顺序,用清水抹布将桌面的消毒液擦干净。

③ 提醒、动员幼儿有序排队洗手。

④ 保育员应戴好口罩和隔离帽,洗净双手,将饭菜摆放到安全位置。

(2) 进餐中。

① 根据幼儿人数分发餐具,每套餐具摆放呈三角形：右边放菜盆,左边放汤碗,中间放饭碗,筷子或小勺放在盆上,毛巾折成小块放在盘子左边。

② 保育员应根据幼儿进食量,遵循"少盛多添"原则分发饭菜。分菜顺序是：菜——饭——汤。气温较低时,应在幼儿用餐时间分汤,不宜提前分好。

③ 培养幼儿良好的进餐习惯,纠正幼儿挑食、偏食的不良习惯。如进餐时,不讲话、不打闹。

(3) 进餐后。

① 准备好吃完后放置碗、盘子、筷子、勺子的盛器及倒剩饭剩菜的盆子。

② 对于中班的幼儿,应注重培养幼儿的自理能力,指导值日生整理桌椅。

二、正确使用筷子的方法(拿→捏→压→对→夹→送→放)

1. 实训工具

筷子、碗、盆、饼干、花生米、绿豆。(模拟幼儿进餐环境,4 人共用一张餐桌,盆里放入饼干、花生米、绿豆等食材,要求学生正确、灵活地使用筷子将食材夹入自己的碗中)

2. 正确使用筷子的方法

① 用右手拿筷。

② 用拇指、食指、中指捏住一根筷子上端(动筷)(见图1-12)。

③ 虎口和无名指压住另外一根筷子上端(静筷)(见图1-13)。

④ 把两根筷子往盘子上(或碗里)点一点,对齐筷子(见图1-14)。

⑤ 夹取食物:先向上抬食指和中指,配合拇指移动、控制上面的筷子,下面的筷子要固定,两根筷子前端可以合起来。然后两根筷子尖分别接触食物两侧,向下压食指和中指,配合拇指移动、控制上面的筷子,夹住食物(见图1-15)。

⑥ 轻轻移动手,将食物送入嘴里(见图1-16)。

⑦ 用餐完毕或暂时不用筷子时,将筷子对齐放在碗上面(见图1-17)。

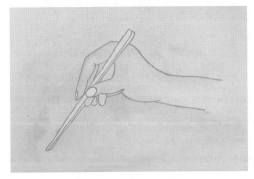

图1-12　捏

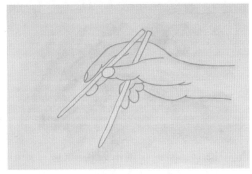

图1-13　压

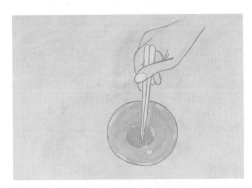

图1-14　对

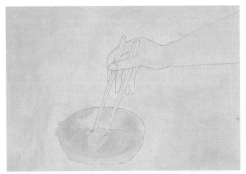

图1-15　夹

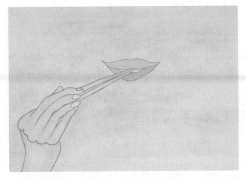

图1-16　送

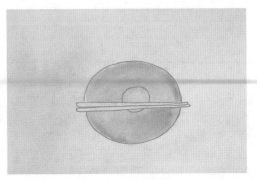

图1-17　放

三、饭后擦嘴(拿→擦→折→擦→扔)

1. 实训工具

垃圾桶,餐巾纸。

2. 饭后擦嘴的步骤

(1) 拿一张餐巾纸,手抓住纸巾的两边擦嘴(见图1-18)。

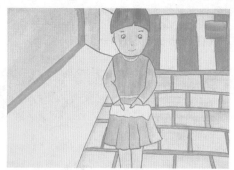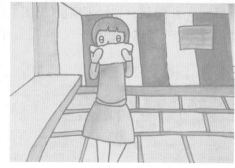

图1-18　擦嘴步骤一

(2) 擦完一遍后将纸巾对折,再擦一次(见图1-19)。

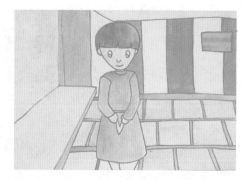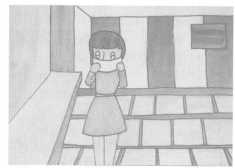

图1-19　擦嘴步骤二

(3) 擦一擦手或掉在衣服上的食物,将用过的纸巾扔进垃圾桶(见图1-20)。

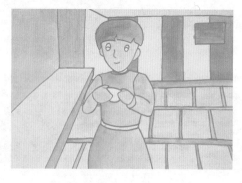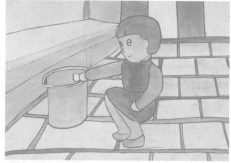

图1-20　擦嘴步骤三

四、实训提示

（1）创设轻松愉快的进餐环境。

（2）注意食物的巧妙搭配。

（3）尊重幼儿，根据幼儿的特点进行引导。

（4）激发幼儿食欲，遵守循序渐进的原则。

（5）与家长密切联系，要求家长发挥榜样示范作用，在平时的教育中潜移默化地影响幼儿。

五、幼儿进餐环节保育员的指导策略

环节	小班	中班	大班
进餐前	保育员穿上配餐服、戴上配餐帽，洗干净双手		
	营造温馨氛围，安抚幼儿情绪，为愉快进餐做好心理准备	引导幼儿学会餐前要保持愉悦心情	
	餐前15分钟，做好桌面消毒工作	餐前15分钟，带领值日生做好桌面清洁、消毒工作	
	帮助幼儿有序做好餐前的如厕、洗手活动	引导幼儿自主有序地做好餐前的如厕、洗手活动	提醒幼儿自主有序地做好餐前的如厕、洗手活动
	指导幼儿参与摆放餐具的活动	带领值日生分发餐具，摆放整齐，轻拿轻放	引导值日生分发餐具，摆放整齐，轻拿轻放
	形象有趣地介绍饭菜营养，激发幼儿进餐欲望	引导幼儿用自己喜欢的方式，向同伴介绍饭菜营养，激发幼儿进餐欲望	鼓励幼儿用自己喜欢的方式，向同伴介绍饭菜营养，激发幼儿进餐欲望
	注意夏季散热、冬季保温，保证食物温度适中。取来的饭菜放在餐桌安全处，避免发生烫伤意外事故		
进餐中	盛饭菜时动作要轻，根据幼儿的进食量为幼儿盛饭，少盛多添		
	帮助幼儿尝试自己取饭，提醒幼儿端平、慢走，轻拿轻放	组织、提醒幼儿有序端取饭菜	提醒幼儿有序端取饭菜
	鼓励幼儿吃各种食物，鼓励帮助幼儿吃完属于自己的那份饭菜	安静进餐，及时指导和帮助挑食、偏食以及暴食的个别幼儿	
	保育员细心观察身体不适的幼儿，根据实际情况及时调整幼儿进食量	鼓励幼儿身体不适时主动告诉教师，根据实际情况及时调整幼儿进餐量	

续 表

环节	小班	中班	大班
	引导幼儿知道主食和菜、干点与稀饭要搭配着吃	提醒幼儿知道主食和菜、干点与稀饭要搭配着吃	
	帮助、指导幼儿尝试学习吃带壳、带皮、带核食物的方法	指导幼儿学习吃带骨食物的正确方法	
	指导幼儿学习使用小勺进餐,提醒幼儿喝汤时两手端平饭碗,避免洒落	指导幼儿正确使用筷子	提醒幼儿正确使用筷子
	关注个别不会咀嚼、吞咽有困难的幼儿,及时给予指导和帮助。以亲切的口吻帮助吃饭慢、胃口不好、身体不适等幼儿吃饱吃好;纠正个别幼儿吃汤泡饭的习惯。引导幼儿懂得不把饭菜放在别人碗里	引导幼儿养成细嚼慢咽、吃饭要安静、不剩饭、不暴饮暴食等良好进餐习惯	
	与家长协调一致,帮助肥胖幼儿适当控制进食量,调整食物结构		
进餐后	帮助、指导幼儿学习掌握饭后擦嘴、洗手、漱口的正确方法	组织、引导幼儿有序地进行饭后擦嘴、漱口、洗手等活动	引导幼儿有序地进行饭后擦嘴、漱口、洗手等活动
	指导幼儿学习将餐具分类放在固定的容器里	组织、鼓励幼儿主动整理餐具,收拾食物残渣	鼓励幼儿主动整理餐具,收拾食物残渣
	组织幼儿餐后散步、户外观察等安静活动	组织、提醒幼儿餐后自主选择安静的区域活动	提醒幼儿餐后自主选择安静的区域活动
	幼儿餐后教室进行桌面、地面的卫生清洁工作	组织、指导值日生进行桌面、地面的卫生清理工作	指导值日生进行桌面、地面的卫生清理工作
	新生入园初期要详细向家长反馈进餐情况,并提出有针对性的意见与建议	与家长协调一致,帮助肥胖幼儿适当控制进食量,调整食物结构	

🎈 小组活动

(1) 5—6 人一组,分享各自搜集的幼儿进餐环节保育员的工作内容,每组推荐一名同学在全班做交流。

（2）5—6 人一组，轮流口述幼儿进餐环节保育员的指导策略。

（3）5—6 人一组，模拟操作完成幼儿进餐环节的分发、添加饭菜前的要求，以及独立操作示范正确使用筷子和擦嘴的方法。

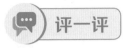

组织幼儿进餐的任务评价表

项目	评价标准	等级				备注
		优	良	中	差	
态度	关爱幼儿的健康，态度端正、亲切					
	养成积极、主动、好学的学习习惯					
	小组分工合作，小组成员积极参与，合作意识较强					
语言	展示讲解语言流畅，使用普通话，并且普通话标准					
	展示讲解语言甜美、干净，音量适中					
	陈述内容清晰、准确					
行为	动作协调，指示清晰					
	动作示范正确、规范					
	动作示范美观、大方、自然					
	陈述语言与动作要协调一致					
效果	能熟练操作进餐环节的基本流程和指导策略					
	小组合作完成效果较好					
	条理清楚，要点突出					
	展示时教态自然					

拓展训练

（1）如何更好地调动幼儿情绪使其愉快进餐？

（2）通过哪些方法可以帮助幼儿克服挑食、偏食的习惯？收集相关帮助幼儿进餐的儿歌。

（3）在进餐环节中，幼儿存在着哪些安全隐患？应怎样预防？

任务七　幼儿甜蜜午睡

📍 任务目标

（1）熟悉幼儿午睡环节保育员的工作流程、幼儿午睡常规以及实训提示。

（2）在模拟情景中，独立操作完成幼儿午睡的基本流程以及正确叠被子的方法。

（3）熟记并在模拟幼儿园情景中运用幼儿午睡环节保育员的指导策略，并在模拟情景中熟练操作运用。

🌐 相关理论知识

一、与幼儿生理相关的注意事项

幼儿的膀胱尚处于早期生长发育中，储尿能力差，控尿能力稍弱，在午睡中容易发生遗尿，因此保育员应在午睡前提醒幼儿解便。若有幼儿遗尿，应及时更换床铺和幼儿的衣裤，防止幼儿着凉感冒。

幼儿皮肤调节温度的能力稍弱，当外界温度短时间里发生变化，就很容易感冒，因此保育员应根据室温添减被子，使幼儿有舒适、高质的睡眠。

二、幼儿午睡环节保育员的工作流程

程序	工作内容	行为步骤
午睡前	午睡动员、调节室温	① 餐后、午睡前组织幼儿散步或静态休息； ② 整理床铺，做好寝室的通风； ③ 幼儿洗手、解便，进入寝室； ④ 酷热或寒冷季节，调节好室内温度

续　表

程序	工作内容	行为步骤
午睡中	巡视	① 查看幼儿入睡情况,并提供必要的帮助; ② 应对一些突发状况,比如幼儿遗尿、入睡困难等
午睡后	提醒、整理	① 提醒幼儿穿戴整齐,并快速整理好床铺,叠好被子; ② 打扫室内清洁,并做好相应的整理工作

三、幼儿午睡常规

(1) 喜欢在幼儿园午睡,能独立入睡。

(2) 懂得午睡对身体有益,养成按时午睡的习惯。

(3) 知道脱衣入睡舒服,能正确穿脱衣服、鞋袜。

(4) 入睡时盖好被子,避免着凉,保持安静,尽快入睡。

(5) 入睡时能保持睡姿正确。

(6) 有便意、身体不适或发现同伴有异常情况时能及时告诉老师。

(7) 按时起床,不拖拉,不等待,学习整理床铺。

📊 相关实践知识

一、幼儿午睡环节保育员的基本流程

1. 实训器材准备

床铺被褥、枕头、适宜的光线和室温。

2. 午睡环节的基本流程（散→解→整→检→睡→巡→起→叠）

(1) 组织幼儿睡前的散步或静态活动(见图 1-21)。

(2) 让幼儿解便、洗手(见图 1-22)。

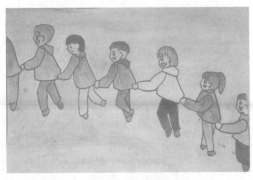

图 1-21　睡前活动

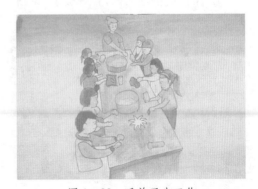

图 1-22　睡前卫生工作

(3) 寝室通风换气,做好室内温度调节。冬季和夏季分别要做好保暖和防蚊工作。

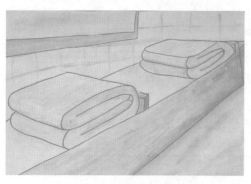

图 1-23 整理好床铺

（4）整理好床铺（见图 1-23）。

（5）幼儿进入寝室前，检查幼儿口腔里是否有食物残渣或异物，督促其漱口。检查幼儿手里、衣裤兜里是否有发卡、玩具等物品，并帮其保管，不得带入寝室。

（6）幼儿进入寝室，脱鞋、脱衣、脱裤，进被窝躺下，保育员关窗、关灯。

① 按不同年龄段的幼儿帮助或辅助其按顺序脱下衣、鞋、裤，并放在规定的位置。

② 幼儿躺下后，为幼儿盖好被子，拉上窗帘、关灯（见图 1-24）。

（7）来回巡视，应对一些状况发生。

① 做好巡视工作，每 15 分钟做一次巡视检查，动作轻盈，保持寝室安静（见图 1-25）。

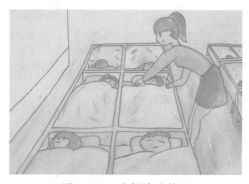

图 1-24 安顿幼儿躺下

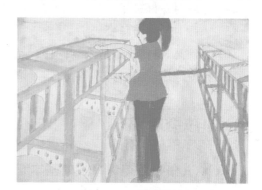

图 1-25 巡视检查

② 做好午睡时各种情况的应对工作，对患病儿、体弱儿多加关注。

（8）午睡时间结束，唤幼儿起床，按不同年龄段帮助或辅助幼儿按顺序穿上衣、裤、鞋（见图 1-26）。

（9）保育员整理床铺，叠好被子（见图 1-27）。

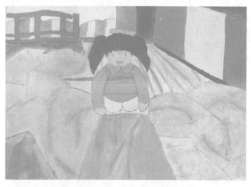

图 1-26 幼儿起床穿衣

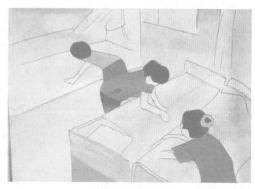

图 1-27 叠被子

（10）打扫室内清洁卫生，并做好相应的整理工作。

3. 正确叠被子的方法

（1）夏季被子偏薄，一般采用四折法，具体如图 1-28 所示。

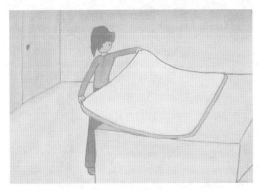

① 先把被子铺平

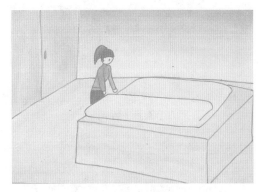

② 短边对折

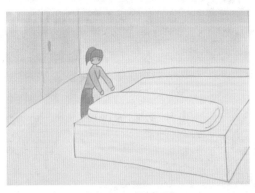

③ 短边再对折

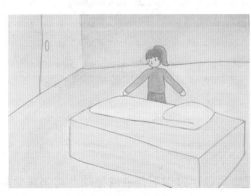

④ 一边往中间对折

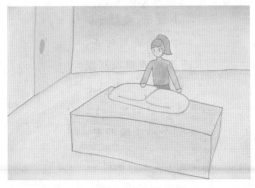

⑤ 另一边也往中间对折

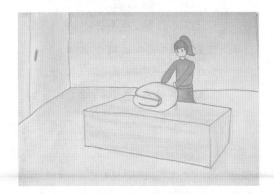

⑥ 两边合起来，完成，摆好

图 1-28 被子四折法

（2）冬季被子厚，为便于幼儿将被子展开，一般采用三折法，具体如图 1-29 所示。

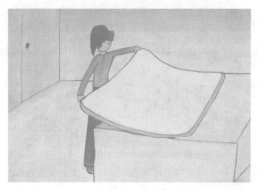

① 将被子铺平

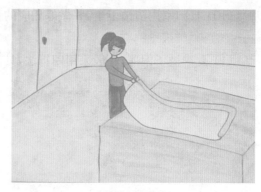

② 短边对折

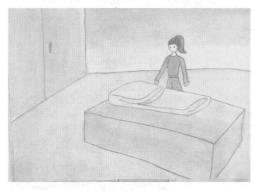

③ 分成三等份,对折

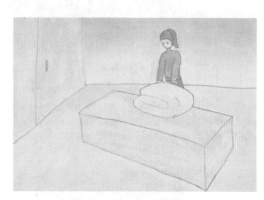

④ 另一边翻上来,整理完成

图 1-29 被子三折法

可以通过以下儿歌增强幼儿对午睡常规的认识。

脱衣歌	**叠被歌**
拉下小拉链,两手开小门。	小被子,要铺平,
左手帮右手,拉拉小衣袖。	两个长边角对齐,
后面拉一只,前面拉一只。	两条短边想做朋友,
宝宝本领大,衣服脱好了!	一二一二往中间走,
	走到中间拉紧手,
	翻个跟头做朋友。

4. 实训提示

(1)保育员应按季节做好睡前的准备:秋冬时注意保暖,春夏时注意防蚊虫。

(2)做好睡前准备工作,幼儿睡前保育员应做到"三要":一要提醒幼儿解便;二要规定幼儿不做剧烈活动;三要督促幼儿安静上床,不与同伴讲话、打闹。

(3)创造良好睡眠环境,一是要安静,尤其保育员不能在此时串班、说话、进餐、打电话等;二是空气清新,应提前让寝室通风换气,让空气流通;三是室内光线不宜太强,这样幼儿容易入睡且睡得沉。

（4）培养幼儿正确睡姿：以右侧睡、平躺睡为宜,不蒙头、不用手压着心脏、腹部、头脸,宜用鼻呼吸。若发现有不良睡姿的,要及时纠正。若发现幼儿有异常行为问题的,如吸吮手指、玩弄生殖器等,也要及时纠正。

二、幼儿午睡环节保育员的指导策略

	小班	中班	大班
幼儿午睡环节保育员的指导策略	午睡前半小时,开窗通风,调节室温,拉上窗帘,营造一个适宜的午睡环境		
	组织幼儿做手指游戏或散步,安抚幼儿的情绪,使之平静,培养睡意	组织幼儿做手指游戏或散步,平复幼儿的情绪	组织幼儿听听安静的绘本故事或散步,让幼儿的情绪稳定下来
	睡前帮助幼儿解便、洗手	睡前引导幼儿解便、洗手	睡前提醒幼儿解便、洗手,注意不要打闹
	帮助幼儿脱鞋、脱衣、脱裤,将被子拉成"小山洞"。幼儿快速躺入后,保育员帮幼儿盖好被子,把衣裤放在幼儿脚底一边,鞋放在床下,以紧挨床腿为准	引导幼儿自己脱衣服、盖被子,必要时给予适当的帮助	提醒幼儿自己脱衣服、盖被子,并将衣服整理好放在床边
	幼儿全部躺下后,保育员关好窗(留一扇小窗通风换气)、关灯		
	幼儿入睡后: ① 保育员来回巡视,及时处理一些状况,特别对体弱儿、病患儿留意观察与照顾,若发现异常及时处理; ② 及时帮助个别幼儿中途解便,并注意保暖; ③ 注意幼儿的午睡姿势,被子不蒙头、不俯卧、不咬被角、不吸吮手指等,盖好被子		
	按规定时间开广播唤幼儿起床,不可过于大声或呵斥幼儿,给幼儿一定的苏醒时间		
	按顺序帮助每个幼儿穿好衣、裤、鞋,幼儿在等待时应该裹在被子里,以防感冒,保育员动作应迅速	引导幼儿自己穿衣、穿裤、穿鞋,简单整理好床铺,保育员给予适当的帮助	提醒幼儿自己穿衣、穿裤、穿鞋,简单整理好床铺
	帮助幼儿依次解便,整理好后到教室的位子上坐下,教师给幼儿倒水	引导幼儿解便,整理好后到教室的位子上坐下,喝水	提醒幼儿解便,整理好后到教室的位子上坐下,喝水
	给女孩梳头、扎辫		
	保育员整理床铺,叠好被子		

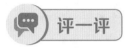

（1）5—6人一组，分享各自搜集的幼儿午睡环节保育员的工作内容，每组推荐一名同学在全班做交流。

（2）5—6人一组，轮流口述幼儿午睡环节保育员的指导策略。

（3）5—6人一组，模拟操作完成幼儿午睡环节保育员的基本工作流程以及正确叠被子的方法。

评一评

指导幼儿午睡的任务评价表

项目	评价标准	等级				备注
		优	良	中	差	
态度	关爱幼儿的健康，态度端正、亲切					
	养成积极、主动、好学的学习习惯					
	养成爱动脑筋、关注活动中细节的习惯					
语言	语言流畅，使用普通话，并且普通话标准					
	语言甜美、干净，音量适中					
	陈述内容清晰、准确					
行为	展示动作协调，指示清晰					
	展示动作示范正确、规范					
	展示动作示范美观、大方					
	陈述语言与动作要协调一致					
效果	区分冬夏不同的叠被方法					
	操作设计合理，有细节交待					
	条理清楚，要点突出					
	展示时教态自然					

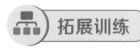

拓展训练

（1）小组讨论，幼儿夏季午睡时出汗较多，打湿衣服，踢被子，这些情况该怎样避免？

（2）小组讨论，有些幼儿入睡困难，影响到他人，遇此情况如何处理？

（3）根据幼儿园的见习经历完成下表。

幼儿午睡记录表

日期：　　年　月　日　　　　　　　　　　　　　　　　　　教师签名：

时间＼项目	午睡环境	入睡率	幼儿盖被量	特殊幼儿护理	值班教师及在岗情况
12:30—12:50					
13:10—13:30					
13:50—14:10					

备注(有无突发情况发生)：

任务八　幼儿幸福离园

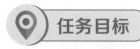 任务目标

（1）熟悉幼儿离园环节保育员的工作流程、幼儿离园常规以及实训提示。

（2）在模拟情景中，独立操作完成幼儿离园环节的基本流程。

（3）熟记幼儿离园环节保育员的指导策略，并在模拟情景中熟练操作运用。

🌐 **相关理论知识**

一、幼儿离园环节保育员的工作流程

程序	工作内容	行 为 步 骤
离园前	离园准备	① 稳定幼儿情绪,组织开展安静的自由活动; ② 检查幼儿服装穿戴是否整齐; ③ 帮助、指导幼儿收整需带回家的物品
离园中	离园交接	① 严格执行凭接送卡接送幼儿制度; ② 有重点地与个别家长沟通,做好生病、情绪异常等特殊幼儿的交接; ③ 提醒幼儿有礼貌地向教师和小朋友告别
离园后	离园清洁、 离园检查	① 做好师生当日资料的收集与整理,次日各项活动的准备; ② 清洗、消毒幼儿生活用品; ③ 清洁整理活动室、睡眠室及盥洗室等班级环境; ④ 检查并关好门窗、电源、水源等,填写好班级安全检查记录

二、幼儿离园常规

（1）保持愉快的情绪等待家长来接。

（2）学习管理自己的物品,并能有顺序地整理和摆放。

（3）根据自己的意愿选择离园活动,遵守活动规则。

（4）离园时,将玩具、材料、椅子等收放整齐。

（5）主动使用礼貌用语向老师、同伴告别,约好明天愉快地来园。

（6）跟随家人愉快离园、不独自离开,不跟陌生人走。

📊 **相关实践知识**

一、幼儿离园环节保育员的基本流程

1. 实训器材准备

玩具、图书、书包、桌、椅、扫帚、拖布、毛巾、班级安全检查记录本。

2. 幼儿离园环节保育员的基本流程（准→交→清→检）

● 离园准备:

（1）收拾准备。收好玩具、桌椅,整理自己的书包、衣物,做好回家准备。

（2）整理仪容。引导幼儿穿好衣裤,清洁好手和脸,干干净净、高高兴兴地迎接家长。

（3）组织活动。组织幼儿自己选择安静的游戏活动,耐心等待家长。

● 离园交接：

（1）接待交流。热情接待家长，主动与家长交流幼儿在园一日生活情况，争取得到家长的理解、支持与配合。

（2）亲手交接。严格执行凭接送卡接送幼儿制度，教师亲自把幼儿交到家长手中，确保幼儿安全离园。

（3）离园礼仪。离园时引导幼儿与老师、同伴亲切道别。

（4）后续组织。组织部分晚接的幼儿开展游戏活动。

● 离园清洁：

（1）用具整理。做好当日餐巾、水杯、洗脸巾等的清洗消毒工作。水杯、洗脸巾定位放置。

（2）打扫活动室、睡眠室及盥洗室的卫生，保证室内物品摆放整齐，活动室整洁、干净。

● 离园检查：

（1）检查并关好门窗、电源、水源等。

（2）巡视检查本班各房间，看是否有幼儿滞留。

（3）填写好班级安全检查记录。

可以通过以下离园儿歌反复向幼儿强化离园常规要求，提升其幸福感。

宝宝回家	**玩具回家**
收玩具，摆桌椅，宝宝快要回家去。	你有家，我有家，
穿好衣，带好包，干干净净准备好。	玩具宝宝也有家。
我不哭，也不闹，玩着玩着爸妈到。	我来帮忙送送它，
小宝宝，别忘了，见到爸妈抱一抱。	玩具宝宝笑哈哈。
和老师，和同伴，说声再见回家了。	

3. 实训提示

（1）幼儿离园前，协助教师检查或帮助、指导幼儿擦干净手、脸，梳理好头发，提好裤子，系好扣子，拉平外衣。

（2）协助教师帮助、引导幼儿提前将物品放到指定位置。

（3）协助教师与家长交流幼儿在园生活情况，表扬幼儿在生活自理方面的进步。

（4）慎重对待有特殊家庭背景的幼儿。

（5）坚持凭接送卡接送幼儿的制度，保障幼儿安全。

（6）有陌生人来接幼儿时，首先与家长取得联系，确定得到家长同意后，请陌生人在离园签字表上书面签字后，方可把幼儿交给陌生人。

（7）幼儿毛巾要每天清洗消毒；将清洗干净的毛巾抖平，检查是否还有没有洗干净的毛巾，如有应单独清洗；毛巾悬挂无重叠。

（8）关闭电源，拔掉每一个插座，检查每个插座是否有异常，拔掉所有电器插头。如有班级总电源,最后可以切断总电源。

(9)检查本班各房间是否还有幼儿滞留。

二、幼儿离园环节保育员的指导策略

	小班	中班	大班
幼儿离园环节保育员的指导策略	协助教师帮助幼儿穿好外衣、提好裤子、检查鞋子	协助教师引导幼儿穿好外衣、整理好衣袖、提好裤子、检查鞋子	协助教师提醒幼儿穿好外衣、整理好衣袖、提好裤子、检查鞋子
	检查幼儿有无尿裤子、弄湿袖子等情况,及时帮助幼儿更换和整理,并反馈给家长	鼓励幼儿主动诉说尿裤子、弄湿袖子等情况,引导幼儿自己更换衣物	鼓励幼儿主动诉说尿裤子、弄湿袖子等情况,鼓励幼儿自己更换衣物
	协助教师帮助幼儿分清自己和别人的物品,知道不是自己的东西不能带回家	协助教师提醒幼儿将自己带来的玩具放在显眼的位置,方便幼儿带走	协助教师引导幼儿有序地取放、管理自己的物品
	协助教师帮助或指导幼儿将早上带来的玩具放在显眼的位置,方便幼儿带走	协助教师指导幼儿整理书包	协助教师提醒幼儿整理书包
	协助教师与幼儿进行亲切的互动,回想一天中快乐的事情,让幼儿愉快开心地等待家长	协助教师与幼儿进行谈话活动,引导幼儿讲述在园的有趣事情,和小朋友一起分享自己的快乐	协助教师鼓励幼儿用不同的方式记录和表达幼儿园一天愉快的生活,协助教师引导幼儿学习关注、欣赏和赞美同伴
	协助教师组织幼儿进行重复性游戏、角色游戏、区域建构等活动,保证幼儿情绪稳定,耐心等待家长来接	协助教师引导幼儿选择自己喜欢的游戏,安静地玩耍,静静地等待家长	为幼儿提供丰富充足的环境和材料,吸引幼儿专注和投入,促进其交往合作能力的发展
	协助教师引导幼儿离园前将不玩的玩具和材料放到固定的位置	协助教师提醒、指导幼儿离园前将不玩的玩具和材料放到固定的位置,摆放整齐	引导幼儿参与做好活动室物品、材料的归类摆放和卫生清理工作,帮助幼儿建立初步的劳动意识
	引导幼儿离园时有礼貌地和教师、小朋友说再见	鼓励幼儿主动与教师和同伴道别,支持幼儿间自主、友好的约定	提醒幼儿主动与教师和同伴道别,支持幼儿间自主、友好的约定
	协助教师向家长介绍幼儿在园的一日或一周生活情况,表扬幼儿在生活自理方面的进步,提出回家要求,让幼儿高高兴兴回家	协助教师有针对性地做好家园沟通,达成有效互动,共同促进幼儿各方面的成长和进步	

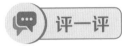

小组活动

（1）5—6 人一组，分享各自搜集的幼儿离园环节保育员的工作内容，每组推荐一名同学在全班做交流。

（2）5—6 人一组，轮流口述幼儿离园环节保育员的指导策略。

（3）5—6 人一组，模拟操作完成幼儿离园环节的基本流程。

评一评

幼儿离园环节的任务评价表

项目	评价标准	等级				备注
		优	良	中	差	
态度	关爱幼儿的健康，态度端正、亲切					
	养成积极、主动、好学的学习习惯					
	养成爱动脑筋、关注活动中细节的习惯					
语言	语言流畅，使用普通话，并且普通话标准					
	语言甜美、干净，音量适中					
	陈述内容清晰、准确					
行为	展示动作协调，指示清晰					
	展示动作示范正确、规范					
	展示动作示范美观、大方					
	陈述语言与动作要协调一致					
效果	能熟练操作完成离园环节的基本流程和指导策略					
	操作设计合理，有细节交待					
	条理清楚，要点突出					
	展示时教态自然					

拓展训练

（1）如何指导幼儿整理衣装？

(2) 幼儿一见到家长,扔下图书、玩具等就要离园,遇此情况你会怎么做?

(3) 你有什么方法让幼儿幸福地离园?

项目二　幼儿园班级清洁与消毒

项目目标

能独立完成幼儿园班级室内日常清洁与消毒工作。

任务概述

（1）上网搜集或到幼儿园现场观摩幼儿园班级室内活动场所和设施、日常用品、教玩具、幼儿个人物品、饮水桶及水杯等清洁和消毒环节中保育员的工作内容。

（2）能独立操作完成幼儿园班级室内活动场所和设施、日常用品、教玩具、幼儿个人物品、饮水桶及水杯等清洁和消毒环节中保育员的基本工作流程（方法）。

（3）熟记并口述幼儿园常用的消毒方法、消毒液的配制方法及适用范围。

项目理论知识

（1）环境清洁对幼儿身体健康的作用。

（2）幼儿园常用的消毒方法及适用范围。

（3）幼儿园班级消毒知识。

项目实践知识

幼儿园班级清洁与消毒的工作程序。

任务一　室内清洁

任务目标

（1）知道幼儿园环境清洁对幼儿身体健康的作用。

（2）在模拟情景中，独立操作完成幼儿园活动室、卧室和盥洗室等班级室内日常清洁工作。

相关理论知识

一、环境清洁对幼儿身体健康的作用

（1）活动室、卧室与盥洗室是幼儿每日活动与生活的主要场所，其清洁程度将直接影响幼儿的身体健康和正常教学活动的开展。

（2）幼儿园环境卫生状况和保育员平时对幼儿进行的卫生习惯的培养将直接地、潜移默化地影响幼儿良好卫生习惯的养成。

（3）幼儿园内环境清洁，可以避免病毒、细菌的滋生与传播，特别是流行病高发季节，有效减少传染病的发病率，保证幼儿的身心健康。

二、幼儿园班级日常清洁卫生要求和标准

1. 活动室清洁要求

一般按照从上到下、从左到右、从里到外的顺序打扫；清洁后窗明几净，墙面无尘土，地面清洁、无污物；教室内物品摆放整齐、有序。

2. 卧室清洁要求

窗帘清洁，墙面无尘土，地面清洁、无污物；室内床铺整洁，摆放距离适中。

3. 盥洗室清洁要求

地面无污渍，无积水；水池内干净，下水管处无污物；便池及时冲洗，无尿碱、无臭味、无蚊蝇；门窗、灯具、水杯、保温桶、水杯架等清洁干净，香皂、卫生纸摆放及时，室内无垃圾堆放。

三、幼儿园卫生保健制度

1. 健康检查制度

● 幼儿体检：

（1）入园体检。新生入园必须在当地妇幼保健所进行全面体检，持体检合格证明入园。如有传染病或重大疾病不能入园；如有传染病接触史，须待检疫期过后无症状并持医院证明方可入园。

（2）定期体检。在园幼儿每年体检一次，每半年测身高、每季度测体重一次。体检结果向家长公布，对于慢性病患儿应与家长联系，家园配合，共同给予幼儿矫治。

● 教职工体检：

（1）凡来园参加工作者必须根据各岗位工作需要在指定医疗机构体检，无传染病、体检合格者方能上岗就职。

（2）在园教职工每年进行体检一次，体检合格者方可继续上岗工作。如发现传染病或重大疾病应立即离岗进行治疗，痊愈后持医院证明方可就职。

2. 卫生保健登记统计制度

（1）按时做好各种疫苗的预防接种登记统计。

（2）每年体检一次并做好统计分析。

（3）每周一次卫生检查，要有记录。

（4）认真做好晨午检及全天健康观察工作，发现问题及时处理。

（5）贯彻"预防为主"的方针，利用多种形式，按季节发病规律，适时做好防病宣传，每月出一期宣传板报，并利用进班巡视等机会，勤做口头宣传。

3. 体弱儿、慢性病患儿管理与矫治制度

（1）对体弱儿及慢性病儿应有专案记录，进行建卡、矫治。

（2）发现营养性缺铁性贫血及营养不良患儿，除通知家长服用相关药物外，还要了解患儿食欲及偏食情况，以便从进餐照顾和纠正偏食入手工作。

（3）对身高、体重等级分析为均值减两个标准差者，从饮食、睡眠、活动锻炼、疾病等多方面找原因，加以分析并提出保健措施。

4. 卫生消毒隔离制度

● 环境卫生：

（1）建立健全室内外环境清扫制度，每天一小扫，每周一大扫，分片包干，定人、定点、定期检查。

（2）幼儿教玩具要保持清洁，定期消毒、清洗。

（3）经常保持室内空气流通、阳光充足，冬天也要定时开窗通风换气，室内有防蚊蝇、防暑设备。

（4）厕所清洁通风，定时打扫并消毒。

● 个人卫生：

（1）幼儿每人一巾一杯，日常生活用品专人专用，做好消毒工作。

（2）幼儿饭前便后要洗手，用流动水或干净水洗手和洗脸，经常保持清洁。

（3）饭后漱口，教育幼儿养成早晚刷牙的习惯。

（4）要求幼儿每周剪指甲一次，每天带干净的小手绢。

（5）要求幼儿服装整洁，被褥勤晒，床单每月洗一次。

（6）保护幼儿的视力，室内要注意采光，损坏灯具等要及时修理，看电视时间不宜过长，不能离得太近，高度要适中。

（7）工作人员也要注意个人卫生，经常保持仪表整洁，勤洗头洗澡，勤剪指甲，给幼儿分饭前用肥皂洗手。

● 消毒隔离制度：

（1）有专用保健室、观察床，保健用品专用。

（2）发现可疑患儿应及时与家长联系，送儿童医院检查，对幼儿及工作人员患传染病立即隔离治疗，所在班彻底消毒，患者待隔离期满痊愈后，经医生证明方可回园。

（3）对患儿专人护理，仔细观察，按时服药和喂饭。

（4）对患传染病的幼儿所在班和与传染病患者接触过的幼儿进行检疫、隔离、观察。检疫期间不收新生入托，幼儿不混班、不串班。检疫期满后无症状者方可解除隔离。

（5）工作人员家中及幼儿家中发现传染病人时应报告园领导，以及时采取必要的预防措施。

实训内容

一、活动室清洁

1. 实训器材准备

干、湿抹布各 1 块,干、湿拖把各 1 把,水盆、水桶、洗涤剂、84 消毒液、刷子等清洁工具。

2. 工作流程

步骤 1　开窗通风

开窗通风是利用空气对流减少各类传染病传播的一种消毒方法。保育员每天到班时应先将活动室的窗户打开。当室温与外界温度相近时,可实行全天通风。

步骤 2　擦拭灯具

用半干的抹布擦拭灯管、灯罩和开关。

步骤 3　清洁墙壁

用干净的湿抹布擦拭瓷砖,确保无污渍,墙壁光洁。

步骤 4　擦拭门

用干净的半干抹布擦拭门框→门边棱→门主体→门把手,如有油污,用清洁剂彻底擦拭干净后,用清水抹布擦拭门把手。(建议门框、门主体每周清洁一次,门把手每天清洁一次)

步骤 5　擦拭窗

(1) 窗台、窗棂、纱窗用半干抹布擦拭。

(2) 用干净的半干抹布和干抹布从上到下擦拭玻璃的正反两面,也可以用专用的擦玻璃的工具彻底擦拭,使玻璃无灰尘、无痕迹。

(3) 用干净的湿抹布分别擦拭窗棂、窗台。(建议纱窗、窗棂、玻璃每两周清洁一次,窗台每天清洁一次)

步骤 6　清洁玩具柜

将玩具柜中的物品逐一取出,用半干的抹布逐个擦拭,同时将玩具柜的里外都进行擦拭。

步骤 7　擦拭桌椅

每次餐前、餐后和桌面活动后都用半干的抹布擦拭桌面。中大班幼儿可尝试练习自己动手擦桌椅。

步骤 8　清洁地面

(1) 将扫帚压住,按由里向外的顺序清扫。

(2) 将家具和物品挪开,用半干的专用拖把从里面向门口倒退着拖地。

(3) 拖地时,注意保持拖把的清洁,建议每日餐后或地面有垃圾时,随时清洁。

步骤 9　物品摆放

清洁完毕后,将活动室内各类物品摆放整齐,可教中、大班幼儿练习自己摆放物品,培养幼儿良好的生活习惯。

步骤 10　清洁抹布、拖把

抹布、拖把用完随时清洁,分类悬挂。

3. 实训提示

(1) 清洁过程中地面不能太湿,防止幼儿滑倒。

(2) 注意打扫墙角、玩具柜下等的卫生死角。

二、卧室清洁

1. 实训器材准备

干、湿抹布各 1 块,干、湿拖把各 1 把,水盆、水桶、洗涤剂、84 消毒液、刷子等清洁工具。

2. 工作流程

(注:在下述的工作程序中,步骤 1、3、4、5、6、8 与活动室清洁工作程序相同,此处不再赘述)

步骤 1　开窗通风

步骤 2　清洁窗帘

取下窗帘,用洗涤剂彻底清洁,建议每月清洁一次。

步骤 3　擦拭灯具

步骤 4　清洁墙壁

步骤 5　擦拭门

步骤 6　擦拭窗

步骤 7　整理床铺

(1) 按照从上到下的顺序用半干的抹布擦拭床头、床栏、床框。

(2) 将床单、被褥铺平整并清扫,被子叠得大小与床宽度一样,枕头平放在上面,枕头正面向上,平整、摆放有序,方向一致。

(3) 建议每天幼儿午睡后清洁、整理一次。

(4) 床单、被套、枕巾定期清洁。

步骤 8　清洁地面

步骤 9　洗刷拖鞋

每周刷洗拖鞋一次。

3. 实训提示

(1) 选择幼儿不在卧室的时间进行清洁。

(2) 清洁过程中注意不要因太干而扬尘,也不要造成地面湿滑。

(3) 床上用品和拖鞋的清洁工作请家长在周末时协助进行。

三、盥洗室清洁

1. 实训器材准备

干、湿抹布各 1 块，干、湿拖把各 1 把，水盆、水桶、洗涤剂、84 消毒液、刷子等清洁工具。

2. 工作流程

（注：在下述的工作程序中，步骤 2、3、4、5、8、12 与活动室清洁工作程序相同，此处不再赘述）

步骤 1　开窗通风

盥洗室的窗户要全天敞开。

步骤 2　擦拭灯具

步骤 3　清洁墙壁

步骤 4　擦拭门

步骤 5　擦拭窗

步骤 6　清洁水池

（1）将水池内中的杂物收拾干净。

（2）用清洁水池的专用抹布和清洁剂清洁水池，做到无油污、无水渍。

（3）用清水冲洗水池，做到池子光滑、无污物、无异味。

步骤 7　清洁饮水桶(单独介绍)

步骤 8　清洁水杯(单独介绍)

步骤 9　清洁毛巾(单独介绍)

步骤 10　清洁便池、马桶

用专用刷子彻底刷洗池底、两侧、拐角和下水道口 10 cm 等处，用清水冲洗干净。做到随时用随时冲洗，无尿碱、无臭味、无苍蝇。

步骤 11　准备香皂、卫生纸

将香皂放在香皂盒内，或放入一个小网兜里，确保每一个水龙头有一块香皂。将卫生纸放在幼儿易发现、易拿取的地方。

步骤 12　清洁地面

步骤 13　垃圾处理

（1）室内要使用带盖的垃圾桶。

（2）每天下班前定时倾倒垃圾，杜绝垃圾在教室内过夜。

（3）每周五将垃圾桶彻底清洁一次。

步骤 14　清洗双手

双手抹肥皂后，用流动的水冲洗至少 10 秒钟，并用手捧水冲洗水龙头，用干净的毛巾彻底擦干双手。

3. 实训提示

（1）保育员在婴幼儿如厕后及时冲洗厕所。

（2）清洁时避免地面太湿，特别是盥洗室，要保持地面干爽，以防幼儿滑倒。

（3）保育员应清洁双手后摆放肥皂、卫生纸等相关物品，避免二次污染。

（4）保育员工作不是一时性的，应贯彻全天，做到随脏随擦，随时保持室内清洁。

四、开窗通风

1. 开窗通风对幼儿身体健康的重要性

（1）满足幼儿对氧气的需要。幼儿呼吸道的绝大多数器官（如：鼻、咽喉、气管、支气管）都是呼吸的无效空间，无法进行气体交换。幼儿吸入的气体中只有一小部分进入肺，进行气体交换。这就要求幼儿生活的空间空气清洁，氧气富足。但是，幼儿园是群体机构，人员多，生活空间有限，活动室、教室的氧气在幼儿的呼吸下很快减少，而二氧化碳则会快速增加。另外皮肤、器官等散发出不良气味等，也会使幼儿生活场所的空气很快变得污浊不堪。幼儿正处于生长发育最为旺盛的时期，大脑对氧气的需要量很大，缺氧会对幼儿大脑的发育产生严重的影响。只有经常开窗通风，保持空气新鲜，才能满足幼儿对氧气的需求，保证幼儿生活的空气环境清新无菌、无异味。

（2）保持空气新鲜，有效减少致病微生物。在湿度大、通风不良、日照不充足的情况下，许多致病微生物可较长时间地在室内生存和保持致病性。因此在活动室狭小、幼儿之间接触密切的情况下，室内空气污浊常可造成疾病传播，尤其是流感等呼吸道传染病的致病率更为显著。所以保证开窗通风可以降低空气中致病细菌的浓度，而且新鲜空气对致病微生物具有一定的杀伤作用。

2. 幼儿园常用的通风方式

常用的通风方式有自然通风和人工通风。

3. 工作程序

（1）每天早晨幼儿入园前15分钟开窗通风。

（2）根据季节和天气的不同，确定换气方式与次数，夏季宜实行全日开窗的方式换气，使用空调的房间里应保持每半日通风一次，每次10—15分钟。寒冷天气宜利用教室和走廊的窗户开窗换气，一般冬季开窗的时间为10—15分钟，至少每半日通风一次，或始终小开一扇窗子。

（3）根据房间的性质决定开窗的时间，寝室开窗通风的时间应在幼儿睡眠前及睡眠后。盥洗室则全天开窗。

4. 开窗通风的注意事项

（1）在室内外温差比较大时，开窗通风应尽量选择幼儿不在室内时进行，冬季卧室的通风在午睡前一小时停止，避免幼儿进入时温度太低。睡眠时间通风应避免空气对流，或让风口对着幼儿直吹。

（2）室外空气质量较差时（如遇雾天、大风天、沙尘暴等），应避免开窗通风。

（3）传染病易发时期，应增加通风次数，延长通风时间。

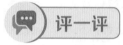 **小组活动**

（1）5—6人一组，分享搜集幼儿园班级室内日常清洁知识，每组推荐一名同学在全班做交流。

（2）5—6人一组，模拟操作完成幼儿园活动室、卧室和盥洗室等班级室内日常清洁工作。

评一评

幼儿园班级室内日常清洁工作的任务评价表

项目	评价标准	等级				备注
		优	良	中	差	
语言	语言流畅，使用普通话					
	语言甜美、干净，音量适中					
	陈述内容清晰、准确，条理清楚，要点突出					
行为	动作协调，指示清晰					
	陈述语言与动作协调一致					
	有细节交待					
效果	操作方法得当					
	教态自然					

拓展训练

（1）走进幼儿园，深入了解幼儿园的一日生活，了解幼儿园的盥洗室存在哪些安全隐患？我们应该怎样预防？

（2）走进幼儿园，深入了解幼儿园的一日生活，并结合下表调研幼儿园小、中、大班的活动室、盥洗室以及卧室清洁卫生的标准。

检查项目	检查项目分类评分标准	小班	中班	大班
活动室	① 地面无污渍； ② 玻璃、窗台干净； ③ 桌椅干净； ④ 钢琴或开关无灰尘； ⑤ 玩具柜无积灰； ⑥ 10:00 和 15:00 幼儿进行户外活动时开窗通风； ⑦ 12:00—13:00 紫外线消毒； ⑧ 12:30 检查餐具消毒情况； ⑨ 水杯是否放在消毒柜里			
盥洗室	① 地面干爽、无污渍； ② 门窗玻璃干净无灰尘，窗台无杂物； ③ 墙壁、天棚、墙砖干净、无灰尘 ④ 洗手池无污物，干净； ⑤ 便池、便坑及挡板、便盆内外干净、无异味、无垢、无尿碱； ⑥ 卫生用具摆放整齐，肥皂盒、水管、水龙头内外干净、无垢； ⑦ 消毒及卫生用品放入柜子，分类摆放整齐、干净、无泥垢； ⑧ 毛巾、餐巾干净松软，毛巾架干净，每周换两次毛巾； ⑨ 擦餐桌、搞卫生的抹布、拖把干净、无异味； ⑩ 饮水桶内外干净光亮，壶底无沉淀、无水垢； ⑪ 扫把、簸箕干净无垢，垃圾及时倾倒			
卧室	① 地面干净； ② 床铺整齐； ③ 门或角落干净； ④ 玻璃、窗台干净； ⑤ 9:00—10:00 紫外线消毒； ⑥ 10:00 和 15:00 幼儿进行户外活动时开窗通风			
其他	① 每周二、周四 14:30—15:00 检查洗玩具； ② 每周三、周五 14:30—15:00 检查洗毛巾； ③ 每周五 15:00 检查各班卫生； ④ 每月最后一周检查清洗、晾晒床品情况； ⑤ 走廊地面、走廊窗台保持干净			

任务二 消毒液的配制及使用

任务目标

（1）熟悉幼儿园常用的消毒剂及作用。

（2）熟记并口述幼儿园常用的消毒方法及适用范围。

（3）独立操作完成消毒液的配制工作。

实训内容

一、幼儿园常用的消毒方法

幼儿园常用的消毒方法可分为两大类，即物理消毒法和化学消毒法。其中，物理消毒法包括：煮沸法、日晒法、高压蒸汽灭菌法及紫外线照辐射消毒法。

1. 煮沸法

煮沸法是简便可靠的消毒方法，即将被消毒的物品全部浸入水中，水烧开之后再煮 5—30 分钟。消毒时间的长短按消毒物品及目的的不同而灵活掌握，一般在 15—20 分钟即可。一般致病菌再煮沸 1—2 分钟后即可杀死。甲型或乙型肝炎病毒，需煮沸 15—30 分钟方能杀死。此法适用于耐高温、耐潮湿物品的消毒，如：餐具、毛巾、餐巾、服装、床单等。

应用煮沸法消毒物品时要注意以下几点：①待消毒的物品一般要先清洗后再煮沸消毒。但是传染病人的用品可以先消毒再清洗；②煮沸时间应于水沸后开始计算；③在煮沸过程中，煮沸水从开始至结束都要浸没过待消毒的物品，并且要连续煮沸，中间不宜加入新的待消毒物品。

2. 日晒法

日晒法是利用阳光中的紫外线来消毒灭菌。流感、百日咳、流脑、麻疹等病原体在直射的阳光下很快被杀死；一般附着于衣物、被褥等物品表面的病原体，在阳光下曝晒 3—6 小时就可以杀死。所以日晒法要求在只在阳光下曝晒 3—6 小时，消毒效果最好。此方法适用于衣服、被褥、书籍、玩具等。

3. 紫外线辐射消毒法

紫外线灯可直接照射物品的表面来进行消毒，也可用于空气消毒。运用紫外线灯对病原体污染的房间进行消毒，需照射两小时。

此法适用于幼儿教玩具、图书画报及室内空气的消毒。根据消毒物品及杀灭的病原体的不同来决定紫外线照射时间及剂量。

4. 蒸气消毒法

蒸气消毒法是一种经济、可靠、快速、安全的灭菌方法，适用范围较广，利用 100℃ 左右的水蒸气,出蒸汽后10—20分钟,被消毒的物品应垂直放置,并留有空隙。此方法适用于餐具、毛巾等。

5. 消毒剂消毒

(1)浸泡消毒。将需要浸泡的物品放入消毒液中按规定的时间浸泡后,用清水冲洗晾干。此方法适用于塑料制品、织物、厕具等。

(2)擦拭消毒。用浸有一定浓度消毒液的抹布擦拭被消毒物体的表面,等待规定时间后,用清水擦拭干净以减轻可能引起的腐蚀作用。此方法适用于家具、门把手、水龙头等物体表面及地面、墙面等。

(3)喷洒消毒。用装有消毒剂的普通喷洒容器进行喷洒消毒,以使物体表面全部覆盖,等待规定的时间后,用清水擦拭干净。此方法适用于室内空气、居室表面和家具表面等。

二、幼儿园常用消毒剂及使用范围

1. 含氯消毒剂

(1)84消毒液:按1:100的比例配置,适用于拖把、厕所、排泄物、痰盂等设施及物品的消毒;1:200的比例配置,适用于教具、玩具、图书、毛巾、桌面、地面、墙面、扶手、门把手、水龙头等设施物品的消毒。

(2)漂白粉:一般用0.2%—1%的漂白粉澄清液对用具、家具和便盆等物品进行消毒。漂白粉干粉可用于尿及稀便的消毒。漂白粉乳液可用于稠便的消毒。

2. 过氧乙酸

一般用0.1%—0.2%的过氧乙酸对空气、环境消毒和预防消毒。

3. 来苏尔

来苏尔通用名煤酚皂溶液,一般用3%—5%浓度的来苏尔水处理排泄物。

4. 石灰

一般用10%—20%的石灰乳对肠道传染病患儿的粪便进行消毒处理。一份粪便加两份石灰乳消毒4小时,即可达到消毒杀菌的目的。

三、消毒液配制公式

(1)以药物商品剂型为百分之百的基数配制,计算方式为:

$$所需药物量 = 欲配制浓度 \times 欲配制数量$$
$$加水量 = 欲配制数量 - 所需药物量$$

例:欲配制0.5%来苏尔溶液5千克,来苏尔原溶液浓度为100%,问需要来苏尔原药多少克? 水多少毫升?

$$所需原药量:0.5\% \times 5\,000 = 250(克)$$
$$加水量:50\,000 - 250 = 4\,750(克)$$

答:需要250克来苏尔原药,加4 750毫升水即可配成0.5%的来苏儿溶液5千克。

（2）以所含实际有效成分为基数配制,计算方式为:

$$所需药量＝欲配制浓度×欲配制数量÷原药含量$$
$$加水量＝欲配制数量－所需原药量$$

例:将含量为 15％ 的过氧乙酸配制 0.2％ 的过氧乙酸溶液 15 千克,问需用 15％ 的过氧乙酸溶液多少千克? 加水多少千克?

$$所需原药量:0.2％×15÷15％＝0.2(千克)$$
$$加水量:15－0.2＝14.8(千克)$$

答:需用 15％ 的过氧乙酸溶液 0.2 千克,加水 14.8 千克即可配成 0.2％ 的过氧乙酸溶液 15 千克。

（3）固体消毒药品配制成液体的方法:将所需药量称好后,放入有刻度的容器中,加水至所需配制容量即可。目前经常使用的固体消毒品是健之素等。

四、操作方法

环节一　配制 1∶100 的 84 消毒液 6 L

1. 器材准备

84 消毒液、一次性塑料针管或量杯、喷雾器或喷壶、水、盆等物品。

2. 工作程序

● 计算所需原液和加水量:

（1）所需的 84 消毒液原液 ＝ 6×0.01 ＝ 0.06 L ＝ 60 mL。

（2）加水量 ＝ 6－0.06 ＝ 5.94 L。

● 方法流程:

（1）在配制消毒液前应先戴上专用手套。

（2）先量取 60 mL 消毒液,倒入专用容器中,并将消毒液瓶盖拧紧后放回到安全位置。

（3）再取清水 5 940 mL 倒入专用容器中。这样,消毒液与清水的比例为 1∶100。

（4）然后将消毒液与清水搅拌均匀,放置在幼儿不易接触到的地方待用。

● 注意事项:

使用 84 消毒液消毒尽量在幼儿离园后,并做好通风工作。

使用 84 消毒液消毒后,其被消毒过的物品必须再用清水冲洗,将残留在物品上的消毒液全部冲刷干净,以免幼儿中毒。

环节二　配制漂白粉溶液

1. 器材准备

漂白粉、量杯、量桶、水桶或脸盆、勺等物品。

2. 工作程序

（1）容量标准:使用量杯或量桶时,按照刻度掌握容量。使用普通容器时,对容量要做估计。一只普通碗或一只普通玻璃杯 250 mL（约 250 g）;一只普通脸盆 5 000 mL（约装 5 kg 水）;一只普通提水桶 10 000 mL（约装 10 kg 水）;一汤勺约 10 mL。

（2）计算方法：根据所需浓度，计算添水量和药量。

（3）配制比例：1％漂白粉溶液的配制：100 g 漂白粉（约 10 汤勺）加水（一普通提水桶）。3％漂白粉溶液的配制：300 g 漂白粉（约 30 汤勺）加水（一普通提水桶）。0.5％漂白粉溶液的配制：50 g 漂白粉（约 5 汤勺）加水（一普通提水桶）。

3. 注意事项

（1）不要受潮，容易结块，以致失效。

（2）配制漂白粉溶液时，应先加少量的水，调成糊状，然后再加水搅匀。

（3）漂白粉溶液的使用期限为 10 天左右，要避光、避热保存，以防失效。

（4）漂白粉不能对有色织物或金属物品进行消毒。

五、实训提示

（1）保育员在使用各种消毒液前应仔细阅读产品的使用说明书，并严格按说明的要求配制和使用。

（2）保育员在配制消毒液过程中应注意佩戴手套，防止消毒液腐蚀皮肤。

（3）保育员在使用消毒液原液前，应随时检查产品的生产日期，如产品超过生产日期 3 个月以上，配制浓度需加倍。避光存放，环境温度不高于 25℃。

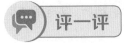

（1）5—6 人一组，分享搜集幼儿园班级消毒知识，每组推荐一名同学全班交流。

（2）5—6 人一组，在模拟情景中，熟记并口述幼儿园常用的消毒方法及适用范围。

（3）5—6 人一组，独立操作完成 1∶100 的 84 消毒液 6 L 和漂白粉溶液的配制工作。

评一评

配制 1∶100 的 84 消毒液 6 L 和漂白粉溶液的任务评价表

项目	评价标准	等级				备注
		优	良	中	差	
语言	语言流畅，使用普通话					
	语言甜美、干净，音量适中					
	陈述内容清晰、准确，条理清楚，要点突出					
行为	动作协调，指示清晰					
	陈述语言与动作协调一致					
	有细节交待					

项目	评价标准	等级				备注
		优	良	中	差	
效果	操作方法得当					
	教态自然					

拓展训练

　　当班级内发生传染病时,以手足口病为例,保育员应配合保健医生做哪些消毒工作? 要求:选择什么样的消毒剂进行消毒、如何配置消毒液、对哪些物品进行消毒并操作,简述消毒时间及注意事项。

任务三　活动场所、设施消毒

任务目标

　　(1) 熟悉针对诸如室内空气和室内(活动室、卧室、盥洗室)地面等活动场所、设施清洁消毒的基本方法及实训提示。

　　(2) 在模拟情景中,独立操作完成对于幼儿园室内空气和室内(活动室、卧室、盥洗室)地面等活动场所、设施的清洁消毒工作。

实训内容

一、室内空气消毒

1. 实训器材准备

84 消毒液、水盆、喷壶、清水抹布、消毒抹布、紫外线消毒灯等。

2. 操作方法

(1) 开窗通风:利用空气和日光,打开门窗使空气流通。这是减少各类传染病传播最常用、最简便和最经济的一种方法。

(2) 消毒液喷洒:一般一周一次,出现有传染病时一天一次,用 1∶200 的 84 消毒液喷洒消毒。应遵循先上后下、先左后右的顺序。建议对室内空气喷洒消毒液30分钟后,保育员用清水抹布擦洗一遍幼儿可触及的地方,充分通风30分钟后方可让幼儿进入。

（3）紫外线消毒:在确认室内无人、关闭门窗的情况下,打开悬挂式或是移动式紫外线杀菌灯,直接照射室内,每次持续30分钟时间,以达到空气消毒的目的。

3. 实训提示

（1）开启紫外线灯消毒时,门口要有醒目标识"消毒时间,请勿入内",防止幼儿或家长误入,造成人身伤害。

（2）禁止紫外线杀菌灯照射人体体表,建议在幼儿离园后消毒。

（3）消毒灯开关处贴上警示标志,帮助幼儿了解消毒灯对人体的危害,教育幼儿不随意触碰消毒灯开关。

（4）消毒液要放置在幼儿接触不到的地方。瓶装84消毒液的浓度为400—700 mL。

二、室内(活动室、卧室、盥洗室)地面的清洁消毒

1. 实训器材准备

84消毒液、水桶、清水,消毒拖把、扫帚各1把。

2. 操作步骤

（1）扫净地面,特别是墙角和家具下面的死角(见图2-1)。

（2）把清水和84消毒液倒入拖把桶中(消毒液浓度为5‰)(见图2-2)。

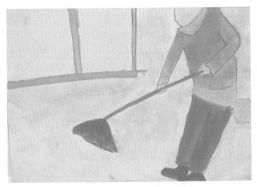

图2-1　扫净地面

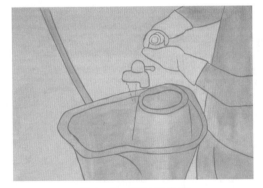

图2-2　配制消毒液

（3）把拖把放入水桶中浸湿,然后拧干,拖地的方向为从里到外、从上到下,人要从房间的里面向门口倒退着拖地,以防自己把地踩脏。

（4）地面消毒保持30分钟。

（5）将清水拖把浸湿后拧干,按照从里到外、从上到下的顺序用清水拖地多次直至干净。

（6）将拖把清洗、拧干后,在阳光下曝晒。

3. 实训提示

活动室和卧室每天用清水拖地面一次,拖布专用,盥洗室用前一天准备的半干的拖布擦地两三遍,直到地面无积水、无污渍,随时保持地面干爽。

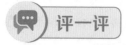

（1）5—6 人一组，分享搜集幼儿园班级活动场所、设施的清洁消毒工作程序，每组推荐一名同学在全班做交流。

（2）5—6 人一组，在模拟情景中，独立操作完成幼儿园室内空气和室内（活动室、卧室、盥洗室）地面等活动场所、设施的清洁消毒工作。

评一评

室内空气消毒和室内地面清洁消毒的任务评价表

项目	评价标准	等级				备注
		优	良	中	差	
语言	语言流畅，使用普通话					
	语言甜美、干净，音量适中					
	陈述内容清晰、准确，条理清楚，要点突出					
行为	动作协调，指示清晰					
	陈述语言与动作协调一致					
	有细节交待					
效果	操作方法得当					
	教态自然					

拓展训练

小三班华华小朋友腹泻，医生诊断为细菌性痢疾。保育员方红连忙进行一系列清洁消毒工作。其中包括：用 0.8％过氧乙酸对室内地面和 1.5 米以下墙壁喷雾消毒 20 分钟；用 3％煤酚皂溶液（来苏尔）浸泡患儿用过的便盆 2 小时。你认为保育员的做法正确吗？如果是你，会如何处理这种问题？

任务四 日常用品、教玩具消毒

任务目标

（1）熟悉针对诸如玩具柜、桌面、洗手池、小便池、马桶、便盆、抹布、拖把以及教玩具进行清洁消毒的基本方法及实训提示。

（2）在模拟情景中，独立操作完成玩具柜、桌面、洗手池、小便池、马桶、便盆、抹布、拖把以及教玩具的清洁消毒工作。

实训内容

一、玩具柜消毒

1. 实训器材准备

84 消毒液、水桶、清水抹布、消毒抹布。

2. 操作方法

（1）戴上专用手套，取 1 000 mL 水，如图 2-3 所示。

（2）倒入 2 mL 84 消毒液进行配比（浓度为 2‰），如图 2-4 所示。

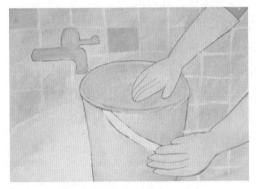

图 2-3　取水

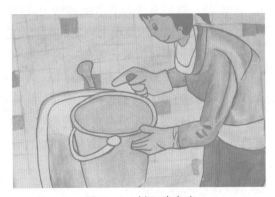

图 2-4　倒入消毒液

（3）擦拭方向为从左至右、从上往下，如图 2-5 所示。

（4）毛巾换面后继续擦拭，同一面毛巾不能重复使用。

（5）擦拭表面四周边角后，物体表面消毒保持 30 分钟。

（6）30 分钟后再次用清水擦拭，如图 2-6 所示。

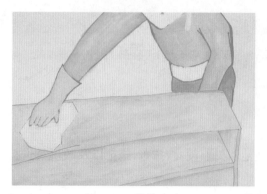

图 2-5　擦拭方向

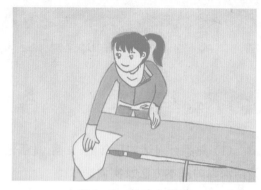

图 2-6　用清水擦拭

二、桌椅、门把手、水龙头、楼梯扶手等物体表面消毒

以桌面消毒为例。例如：用 500 mL 的空饮料瓶作为度量工具,配制 1∶100 的消毒液消毒桌面的方法。

1. 实训器材准备

塑胶手套、盆子、2 个空饮料瓶、消毒液、2 块抹布、1 只桶、桌子。

2. 操作方法

（1）在配制消毒液前应先戴上专用手套。

（2）先量取 1 瓶盖消毒液（约 5 mL）,倒入专用容器中,并将消毒液瓶盖拧紧后放回到安全储放位置。

（3）再取一瓶清水（约 500 mL）倒入专用容器中。这样,消毒液与清水的比例为 1∶100。

（4）然后将消毒液与清水搅拌均匀,取出一张干净的抹布将其浸泡。

（5）再按照消毒液说明书规定的时间浸泡抹布后取出,并将抹布拧成半干、不滴水的状态。

（6）再将抹布对折成长方形或适当大小,这时可以开始对桌面进行消毒。

（7）一块抹布擦一张桌子,做到一桌一巾。擦拭时先上后下、先左后右,一面只能擦一次,切记不要忘了擦桌子的边缘。擦完后将抹布清洗后放到规定位置,并将用后的消毒液倒掉。

（8）15 分钟后按照消毒桌面的顺序,用清水抹布进行擦拭。最后将抹布清洗后放到规定位置,消毒完后要记得将所有用后的消毒用具都放回到安全储放位置。

三、消毒液喷洒的方法

1. 实训器材准备

准备好专用衣服、口罩、喷洒容器、配制好的消毒液。

2. 操作方法

（1）在喷洒前,保育员应穿上专用衣服,戴好口罩。

（2）将配制好的消毒液装入专用容器。

（3）喷洒时,按照先上后下、先左后右的顺序操作。

（4）喷洒后,用清水抹布对室内家具设施擦拭一遍,抹布每面只能擦拭一次,千万不要忘记擦拭家具的边缘。

（5）为了安全起见，应该打开窗户，让室内与外界通风30分钟后，幼儿方可进入。

四、洗手池清洁、消毒

1. 实训器材准备

84消毒液、水桶、清水抹布、消毒抹布。

2. 操作方法

每日用碱水或肥皂水刷洗，上下午各一遍，保证池内无油腻、无污垢、无黄色水渍，水龙头随时关好。

五、小便池、马桶、便盆清洁及消毒

1. 实训器材准备

84消毒液、水桶、清水抹布、消毒抹布、刷子。

2. 操作方法（以马桶为例）

（1）戴上专业手套，取水，再倒入84消毒液进行配比（配制溶液浓度为5‰），如图2-7所示。

（2）擦拭的方向为从上到下、由里到外，先擦清洁区后擦地面（便池则要从里到外擦），如图2-8所示。

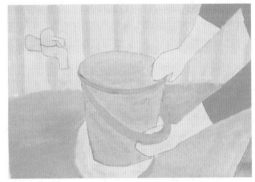

图2-7 配制消毒液

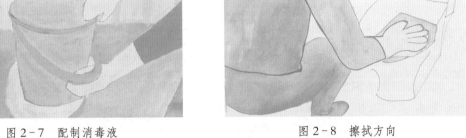

图2-8 擦拭方向

（3）消毒保持30分钟。

（4）用清水冲洗干净，至少用清水清洗两次。

（5）用干净抹布从外向内擦拭至完全干净，如图2-9所示。

六、抹布、拖把消毒

1. 实训器材准备

84消毒液、水桶。

2. 操作方法

（1）先将抹布、拖把清洗干净，用1∶100配制的84消毒液浸泡30分钟。

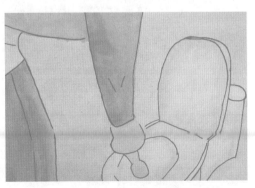

图2-9 从外向内擦拭

（2）用清水冲洗干净，晾在户外进行日晒消毒。

（3）清水抹布和消毒液抹布要分开使用、悬挂，活动室、卧室、盥洗室专用拖把也要分开使用、悬挂。

3. 注意事项

（1）建议传染病流行季节，抹布使用前后均用消毒液浸泡、消毒，拖把使用后用消毒液浸泡 30 分钟。

（2）各类抹布标记明确（标牌和实物一一对应），无脱落、无破损，使用和使用后放置正确。

七、玩具消毒

1. 实训器材准备

84 消毒液、水桶、清洁抹布和消毒抹布各一块、消毒柜等工具。

2. 操作方法

● 布绒玩具

（1）日照消毒法：阳光下曝晒 2 小时，如图 2-10 所示。

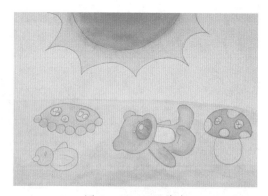

图 2-10　日照消毒

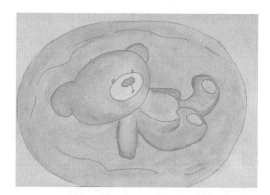

图 2-11　水洗法

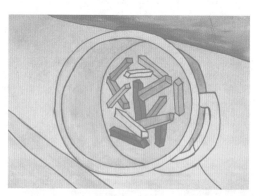

图 2-12　浸泡

（2）水洗法：①使清水与洗衣粉充分混合，在水中浸泡 10—15 分钟，如图 2-11 所示；②用清水漂洗，最后一次漂洗时，在水中加入少许食醋，中和残留在玩具内的碱性洗衣粉，防止儿童接触后引起皮肤过敏；③漂洗后用洗衣机甩干，再放到通风处晾干，也可放入消毒柜进行消毒。晾干后，玩具或许有轻微的变形，一般用手指捏压，即可恢复原状。

● 塑料玩具

（1）取水 1 000 mL。

（2）倒入 2 mL 84 消毒液进行配比（配制溶液浓度为 2‰）。

（3）将玩具完全浸泡于消毒液中 30 分钟，如图 2-12 所示。

（4）将浸泡好的玩具用清水洗净（过两遍水）。

（5）把洗净后的玩具放入玩具篓中，进行1小时的紫外线消毒或置于阳光下曝晒4—6小时。

● 木制和铁制玩具

用酒精或1∶200配制的84消毒液擦拭，然后用清水擦拭干净。或者日光下曝晒2小时进行消毒。建议木质玩具清洗晾晒时，要不时翻动一下，保证让不同的侧面都能被充分晾晒。

八、图书消毒

阳光充足时，每月将图书打开放在阳光下曝晒2—4小时进行日光消毒，每周五使用紫外线消毒1小时。

九、消毒工作的注意事项

（1）物品、用具使用消毒剂消毒后要用清水把表面残留的消毒剂洗掉或擦掉。

（2）所有物品、用具的消毒都应在清洁工作之后进行。

（3）保育员把毛巾、杯子消毒后，要用镊子或者把手彻底洗净，再将其放到规定位置，避免二次污染。

（4）拖把、抹布应根据使用场合做上明确标记，及时刷洗，避免混用。

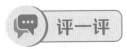

（1）5—6人一组，分享搜集幼儿园班级日常用品、教玩具的消毒工作程序，每组推荐一名同学在全班做交流。

（2）5—6人一组，在模拟情景中，独立操作完成玩具柜、洗手池、小便池、马桶、便盆、抹布、拖把以及教玩具的清洁与消毒工作。

（3）5—6人一组，在模拟情景中，独立操作示范用500 mL的空饮料瓶作为度量工具，配制1∶100的消毒液，对餐桌进行消毒。

（4）5—6人一组，在模拟情景中，独立操作示范消毒液喷洒的方法。

（5）5—6人一组，口述消毒工作的注意事项。

评一评

日常用品、教玩具消毒的任务评价表

项目	评价标准	等级				备注
		优	良	中	差	
语言	语言流畅，使用普通话					
	语言甜美、干净，音量适中					
	陈述内容清晰、准确，条理清楚，要点突出					

续 表

项目	评价标准	等级				备注
		优	良	中	差	
行为	动作协调,指示清晰					
	陈述语言与动作协调一致					
	有细节交待					
效果	操作方法得当					
	教态自然					

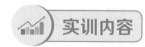 **拓展训练**

为什么活动室、卧室、盥洗室的抹布和拖把要分开悬挂和使用?

任务五　幼儿个人物品消毒

任务目标

（1）熟悉幼儿擦手毛巾、擦嘴毛巾、被褥、凉席等幼儿个人物品的消毒方法及相关实训提示。

（2）在模拟情景中,独立操作完成幼儿擦手毛巾、擦嘴毛巾、被褥、凉席等幼儿个人物品的消毒工作。

实训内容

一、毛巾消毒

1. 实训器材准备

84消毒液、洗涤剂、水盆、清水抹布、消毒抹布、消毒柜等。

2. 操作方法

● 擦手毛巾

（1）毛巾每天用洗衣液清洗，用流动水搓洗干净，用煮沸的方法消毒，消毒时毛巾应解松并浸没在水中，水开后煮30分钟，拧干后在阳光下曝晒6小时，如图2-13所示。

（2）毛巾晾干后要用专用毛巾架摆挂，架子上面贴有幼儿的名字，两张毛巾距离间隔10厘米，上下左右不能碰叠在一起。毛巾架每日用清水擦去浮灰，每周用消毒液擦洗一遍，如图2-14所示。

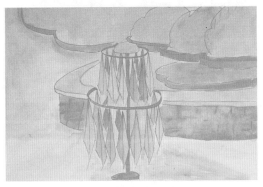

图2-13 毛巾的晾晒

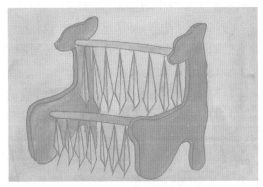

图2-14 毛巾的摆挂

● 擦嘴餐巾

（1）将餐巾放入盆中，倒入适量洗洁精。

（2）在盆中进行搓洗，如图2-15所示。

（3）用流动的清水清洗两遍。

（4）将清洗完的餐巾放入托盘中朝一个方向叠放整齐，如图2-16所示。

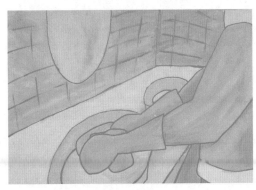

图2-15 搓洗餐巾

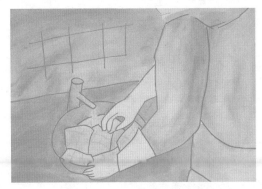

图2-16 放入托盘并叠放整齐

（5）将餐巾放入消毒柜中消毒30分钟。

3. 实训提示

对于传染病发病班级，在医学观察期间，每次毛巾使用后要用清水清洗干净，再煮沸消毒 60 分钟。

二、被褥、凉席消毒

1. 实训器材准备

消毒柜。

2. 操作方法

（1）被褥、凉席应个人专用。天气晴好时，将幼儿床上用品晾在阳光下，寄宿制幼儿每两周换洗一次床单、枕巾。日托班两周曝晒一次，每次 2—4 小时，如图 2—17 所示。

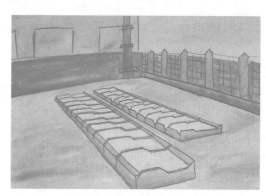

（2）晾晒被褥时，注意被褥之间间隔 40—50 cm，防止交叉感染。

（3）如果遇到雨季，可以进行紫外线消毒。

（4）被褥保持清洁、干燥，每月洗被套一次，席子每天用热水擦，周末用消毒水擦。

图 2-17　被褥晾晒

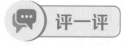
小组活动

（1）5—6 人一组，分享搜集幼儿园班级个人物品的消毒工作程序，每组推荐一名同学在全班做交流。

（2）5—6 人一组，在模拟情景中，独立操作完成擦手毛巾、擦嘴毛巾、被褥、凉席等幼儿个人物品的消毒工作。

评一评

幼儿个人物品消毒的任务评价表

项目	评价标准	等级				备注
		优	良	中	差	
语言	语言流畅，使用普通话					
	语言甜美、干净，音量适中					
	陈述内容清晰、准确，条理清楚，要点突出					
行为	动作协调，指示清晰					
	陈述语言与动作协调一致					
	有细节交待					

续　表

项目	评价标准	等级				备注
		优	良	中	差	
效果	操作方法得当					
	教态自然					

拓展训练

分析下面案例,保育员的做法是否正确,并结合自身实践谈谈如何进行毛巾消毒。

新人保育员小王,把幼儿用过的毛巾一一收起,直接装进毛巾袋,送去消毒房消毒。取回后,用清水搓洗,逐一挂在幼儿毛巾架上。

任务六　饮水桶和水杯消毒

任务目标

(1) 熟悉幼儿饮水桶、水杯等物品的消毒方法及相关实训提示。

(2) 在模拟幼儿园情景中,独立操作完成饮水桶、水杯等物品的消毒工作。

实训内容

一、饮水桶消毒

1. 实训器材准备

84 消毒液、清水抹布、消毒抹布。

2. 操作方法

● 清洗次数

一般每天清洗每周消毒一次。

● 清洗方法

(1) 每天倒掉饮水桶内的水。

（2）用专用清洁布擦洗饮水桶内胆的周边和底部，用热开水将内胆周边和底部的渣滓冲洗干净。

（3）用专用清洁布擦洗饮水桶的水龙头并用热开水冲洗干净。

（4）用另一块半干的干净抹布擦拭饮水桶外部。

● 消毒方法

每周用干净抹布在 1∶200 浓度配制的 84 消毒液中浸泡 10 分钟，擦拭饮水桶外壁和水龙头，消毒液滞留 10 分钟后，用清水冲洗干净。传染病流行季节饮水桶应每天进行消毒。

二、水杯消毒

1. 实训器材准备

洗涤剂、抹布、消毒柜。

2. 操作方法

（1）幼儿的水杯专人专用，每天清洗，倒入适量的洗洁精在盆中，如图 2-18 所示。

（2）按照从里往外的顺序清洗水杯，如图 2-19 所示。

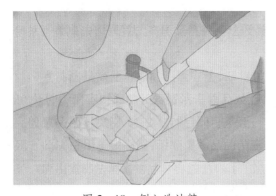
图 2-18　倒入洗洁精

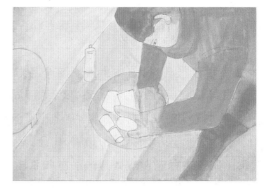
图 2-19　清洗水杯

（3）用流动水从里往外冲洗水杯，如图 2-20 所示。

（4）清洗完后将水杯全部倒扣在盆中，如图 2-21 所示。

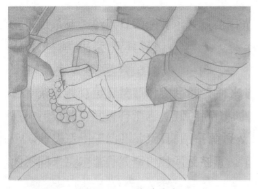
图 2-20　冲洗水杯

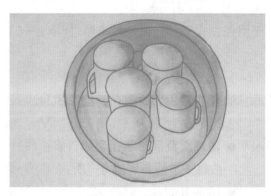
图 2-21　沥干水杯

（5）放入消毒柜中紫外线消毒 30 分钟，如图 2-22 所示。若没有消毒柜，可送去蒸煮消毒。蒸煮消毒时，水一定要浸没水杯，等水开后继续沸煮 15—20 分钟。

（6）按幼儿学号或名字将水杯摆放在清洁的水杯架上，每天用清水擦拭水杯架一遍，每周用消毒液消毒一次。

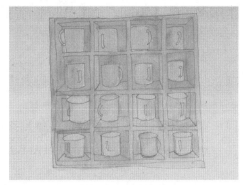

图 2-22　茶杯消毒

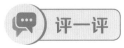 小组活动

（1）5—6 人一组，分享搜集幼儿园班级饮水桶和水杯的消毒工作程序，每组推荐一名同学在全班做交流。

（2）5—6 人一组，在模拟情景中，独立操作完成饮水桶和水杯的消毒工作。

评一评

饮水桶和水杯消毒的任务评价表

项目	评价标准	等级				备注
		优	良	中	差	
语言	语言流畅，使用普通话					
	语言甜美、干净，音量适中					
	陈述内容清晰、准确，条理清楚，要点突出					
行为	动作协调，指示清晰					
	陈述语言与动作协调一致					
	有细节交待					
效果	操作方法得当					
	教态自然					

拓展训练

（1）班级里发现患有水痘、腮腺炎等传染病的幼儿后，保育员应从哪些方面做好消毒工作?

(2) 结合有关理论分析下面案例,指出保育员的做法是否正确,为什么? 如果是你,该如何操作?

小太阳幼儿园是一所寄宿制幼儿园。星期一早上,保育员黄英第一个到班,她开了门后,想到幼儿快回园了,就取来抹布,在活动室抹桌椅、玩具柜,然后从寝室至活动室边开窗边擦窗框、窗台,最后拖洗活动室、寝室的地面,摆放桌椅。

附一:某幼儿园消毒标准及要求

物品名称	消毒方法	要求	消毒时间
寝室、活动室	紫外线灯照射 40 分钟	每天一次	活动室:12:10—12:50 寝室:3:30—4:10
盥洗室	用按 1:200 配制的消毒液擦洗墙壁、地面、便池等	每天一次	下午下班前
餐具、餐巾	洗净餐具,擦干,将消毒柜电源线插入电源插座,把门关好,按下"开启"及"消毒"键消毒 30 分钟	餐餐消毒	餐后清洗后消毒
茶具	洗净茶具,擦干,将消毒柜电源线插入电源插座,把门关好,按下"开启"及"消毒"键消毒 30 分钟	每天一次	下午下班前

续　表

物品名称	消毒方法	要求	消毒时间
毛巾	开水烫洗干净后,在沸水里煮 15 分钟,然后在阳光下曝晒 4—6 小时	每周两次	下午下班前
被套、床单、枕套	1∶200 的 84 消毒液水溶液直接与洗衣粉配合使用,洗涤干净后日光曝晒	每月一次	月末
被褥	日光曝晒 4—6 小时	每月一次	月末
玩具(依不同性质,采用不同方法)	1∶200 消毒液擦拭	每周一次	周五下午
	1∶200 消毒液浸泡 3 分钟	每周一次	周五下午
	日光曝晒 4—6 小时	每周一次	周五下午
	紫外线照射 40 分钟	每天一次	同空间消毒
物体表面(玩具柜、茶杯架、门把手、水龙头等)	1∶200 消毒液擦拭	每天一次	7∶30—7∶50
餐桌面	先将桌面清洁处理后,再用洗洁精水擦拭后,用清水抹布擦干净	餐餐消毒	餐前消毒
抹布	先将抹布清洁处理后用 1∶100 的 84 消毒液浸泡 30 分钟,用清水冲洗干净,晾在户外进行日晒消毒	每天一次	下午下班前
门窗、桌椅、床	清洗干净后用 1∶200 的 84 消毒液水溶液擦洗,最后用清水再擦一遍	每周一次	周五下午

附二:幼儿园消毒记录表　　　　　　　　班级:

消毒对象	消毒剂(工具)	消毒时间	消毒次数	消毒方法	教师签字
水杯					
毛巾					
桌、椅					
卧室、活动室					
床单、被罩、枕套					
棉被、枕心					
床架、玩具架、门窗、橱柜					
盥洗室、厕所					
塑料玩具					
绒毛玩具					

项目三 幼儿常见伤害的预防及处理

项目目标

(1) 熟悉预防幼儿意外伤害的相关知识。

(2) 能冷静科学处理幼儿常见意外伤害。

(3) 掌握幼儿发生意外伤害后与家长沟通的策略。

任务概述

(1) 上网或到幼儿园搜集幼儿常见意外伤害的案例。

(2) 熟记幼儿常见一般事故、责任事故以及重大责任事故的预防措施。

(3) 在模拟情景中,独立操作完成并口述幼儿常见一般事故、责任事故及重大责任事故的处理办法。

(4) 在模拟情景中,独立操作完成并口述幼儿常用的护理技术。

(5) 模拟幼儿发生意外伤害后如何与家长沟通。

项目理论知识

(1) 幼儿发生意外事故的原因。

(2) 预防意外事故的重要性。

(3) 意外事故的分类。

(4) 急救的原则。

(5) 如何判断病情轻重。

项目实践知识

(1) 常用的护理技术。

(2) 常用的意外伤害的处理办法与预防。

任务一　常见幼儿意外伤害的预防及处理

🔘 任务目标

（1）在模拟情景中，独立操作完成并口述幼儿小外伤、异物入体、骨折、冒领等常见意外事故的处理方法。

（2）熟记幼儿小外伤、异物入体、骨折、冒领等常见意外事故的预防措施。

（3）掌握幼儿发生意外伤害后与家长沟通的策略。

🌐 相关理论知识

一、幼儿发生意外事故的原因

（1）幼儿具有活泼好动、好奇心强、易冲动的特点。

（2）幼儿缺乏生活、社会经验、危险意识。

（3）幼儿缺乏危险的辨别能力和预见性。

（4）幼儿没有逃生避险的知识和能力。

二、预防意外事故的重要性

（1）意外伤害就是在预料之外的情况下，由于某种原因而发生的损伤或灾害，在幼儿园中意外伤害有时是难以预料且时有发生的。

（2）意外伤害没有潜伏期，没有前驱症状，来势凶猛，发生突然，致伤、致残、致死率极高，是威胁幼儿身体健康和生命安全的罪魁祸首。

（3）幼儿期是身心发展的重要时期，是教给有关健康和安全基本知识和技能的理想时期。幼儿在这段时期树立正确的态度、养成良好的习惯，就会避免很多危险事情的发生。

三、意外事故的分类

1. 一般事故

一般事故是指由于幼儿缺乏自身保护能力或受客观因素和条件所限发生的事故。例如擦伤、划伤、骨折、跌伤、脱臼、五官入异物等。

2. 责任事故

责任事故是指由于保育员责任心不强，照顾幼儿不细心，擅离岗位，不执行、不遵守安全制度或园所内其他规章制度而发生的事故。例如服错药、食物中毒、煤气中毒、颅骨骨折、烧（烫）伤、儿童被冒领或走失、将儿童遗忘在空房间、高处坠落、体罚、触电、溺水等。

3. 重大责任事故

重大责任事故是指导致幼儿死亡、残疾、重要组织器官损伤或增加幼儿严重痛苦的事故。

四、急救的原则

挽救生命是急救的首要原则。呼吸和心跳是最重要的生命活动，4分钟就有危险，10分钟很难起死回生。因此应立即实施人工呼吸，按压心脏等急救措施。

在保证生命得以挽救的前提下,然后是防止残疾、减少痛苦。

五、遇到意外事故后与家长沟通的注意事项

（1）尊重家长应有的知情权,及时通知事故幼儿的家长,告知真实情况,救护幼儿时还可征求家长的处理意见。

（2）事故后保育员心理负担肯定沉重,但与家长沟通时,应有良好的心理素质和语气,不应该有紧张、焦虑、惶恐、沮丧、泄气等负面情绪。

（3）出现事故后,任何家长都会难受,有的家长可能通情达理,有的家长则会对幼儿园或保育员大加指责,表示不满、激动甚至愤怒。我们应表示理解。

（4）保育员应该能提前预知家长的心态,理解家长的言语,做好家长的安抚工作,以负责、真诚的态度协调交流,降低事故的负面影响。

📊 相关实践知识

意外事故种类	工具	处理办法	预防
一般事故 1. 跌伤	毛巾,双氧水,棉签	（1）皮肤未破,伤处肿痛,颜色发青,先局部冷敷,24小时后热敷。 （2）伤口小而浅,先用双氧水洗净伤口,再用红汞涂于患处。 （3）伤口大或深,出血较多,应先止血,将伤部抬高,立即送往医院。 （4）如伴有头痛、头晕、呕吐、嗜睡等症状,应立即送往医院	（1）教育幼儿预防意外事故的发生,做好安全教育知识的学习。 （2）老师对幼儿要细心照顾、动作要轻柔。 （3）幼儿游戏和生活设施要经常检修,并注意大型玩具摆放的合理性
2. 割伤	纱布,碘伏	（1）用干净的纱布按压伤口止血。 （2）止血后,可用碘伏消毒伤口,敷上消毒纱布,用绷带包扎。 （3）如果是被玻璃器皿扎伤,还应该先用镊子取出玻璃碎渣,再进行包扎	

意外事故种类		工具	处理办法	预防
一般事故	3. 刺伤	碘伏	(1) 将伤口清洗干净。 (2) 用消毒后的针或摄子顺着刺的方向把刺全部挑或拔出来,挤出瘀血。用碘伏消毒伤口。 (3) 不能拔出的刺要立即送往医院处理 	
	4. 挤伤	纱布	(1) 受伤部位无破损的,可用清水冲洗,进行冷敷,以便减轻痛苦。 (2) 疼痛难忍时,可将受伤的手指高举过心脏,缓解痛苦。 (3) 若指甲盖掀开或脱落,应立即送往医院	
	5. 扭伤	毛巾	(1) 冷水敷,起着止血和减轻疼痛的作用。 (2) 一天后用热水热敷,促进血液循环,减少肿胀和疼痛	
	6. 脱臼		(1) 先了解情况,确认是肩部脱臼还是桡骨小头半脱位。 (2) 固定姿态,立即送往医院处理	
	7. 骨折	包扎的纱布	(1) 先了解情况,不能揉捏患处。判断是开放性骨折还是闭合性骨折,未经包扎,不能随便移动幼儿。 (2) 固定患肢。用木板、木棍或竹片将断骨的上、下两个关节用绷带固定起来,使断骨不再有活动的余地。开放性骨折需盖上消毒的纱布后再固定。 (3) 在2—3小时内应立即送往医院救治	

意外事故种类	工具	处理办法	预防
8. 脊柱骨折	担架，纱布	(1) 如果怀疑患儿脊椎有骨折，要先固定头部，把身体放平。 (2) 迅速用木板抬到医院进行治疗 	
9. 外耳道异物	纱布，碘伏，电筒	(1) 小虫入耳，可在耳内滴入碘伏或油类，把小虫杀死，再到医院取出。体积小的可嘱咐幼儿头歪向有异物的一侧，单脚跳使其掉出来。 (2) 将手电筒打开置于耳边，小虫可能会寻亮处爬出 我往妹妹嘴里放了一块核桃。	(1) 不吃带骨刺的鱼和花生、豆类、糖果、果冻。 (2) 幼儿哭泣、活动时不要吃东西。 (3) 不要玩玻璃球、小串珠、小纽扣和小塑料珠。 (4) 教育幼儿不要把棉花、豆、纸团等塞进鼻、耳里

一般事故

续　表

意外事故种类		工具	处理办法	预防
一般事故	10. 鼻腔异物		(1) 可让幼儿用手压住无异物的鼻孔,用力擤鼻,迫使异物随气流排出。 (2) 用餐巾纸捻成细长条刺激鼻黏膜,使异物随喷嚏排出。 (3) 以上方法都不行时,应立即送往医院进行处理	
	11. 咽部异物		(1) 用镊子小心取出,切记不能用吞咽的方法。 (2) 很难取出时,应立即送往医院	
	12. 喉部异物		(1) 迅速将幼儿抱起,使其头低脚高,并用手拍其背部,使幼儿咳嗽咳出异物。 (2) 推压腹部法。 (3) 以上方法都不行时,应立即送往医院	
	13. 气管、支气管异物		(1) 发现异物呛入幼儿气管后,千万不要惊慌失措,更不要用手去掏异物,可采用以下方法尽快清除。 (2) 倒立拍背法:若小婴儿出现异物呛入,应将其倒提起来抓住两腿,轻拍背部,可通过异物的自身重力和呛咳时胸腔内气体的冲力,迫使异物向外咳出。 (3) 推压腹部法: ① 成人站在患儿身后,用两手紧抱患儿腹部。 ② 右拳放在幼儿上腹部,左手抱住右拳。 ③ 位置在剑突与肚脐的中点。 ④ 快速地向后向上挤压上腹部,连续做4—6次快速挤压。 ⑤ 以促进幼儿膈肌抬起,压迫肺底,让肺内产生一股强大的气流,使异物从气管内向外冲出。 (4) 若上述方法无效应及时将患儿送到医院。若患儿不能呼吸,应做人工呼吸及胸外心脏按摩	
	14. 眼部异物		(1) 切记不要让幼儿揉眼,以免损伤角膜。 (2) 将其眼睑翻出,用干净的手绢擦去异物。 (3) 如果简单处理不行,应立即送往医院	

续　表

意外事故种类		工具	处理办法	预防
责任事故	1. 烧伤		(1) 立即扑灭幼儿身上的火焰,脱去或剪去已着火的衣服。 (2) 用干净的被单包裹烧伤部位,不要弄破水泡,不要弄脏烧伤部位。 (3) 立即转送医院治疗	(1) 为幼儿准备洗手、洗澡水时要先放凉水再放热水。 (2) 暖壶放在幼儿拿不到的地方。 (3) 冬天炉火要有防火挡,暖气要加防罩等安全设施设备。 (4) 拿热汤或开水壶时要注意周围有无幼儿跑动。热菜、热饭要晾温再给幼儿吃,不要将热锅放在幼儿附近
	2. 烫伤	红花油、獾油	(1) 打开自来水,让流动的水不断冲洗伤口,进行冷却处理,防止烫伤部位继续扩大。 (2) 如隔着衣服,先要用冷水冷却20—30分钟后,然后剪开衣服,再脱下来。 (3) 在烫伤处涂抹红花油、獾油等油剂,并保持创伤面的清洁。 (4) 对烫伤面积较大的幼儿,应立即将湿衣服脱掉,用干净的被单包裹起来,送往医院治疗 	

续　表

意外事故种类	工具	处理办法	预防
责任事故	3. 冒领/走失/丢失	(1) 马上了解情况,最后接触幼儿的是谁。 (2) 立即清查环境。 (3) 如确认没找到,立即告知相关的人员：家长、老师、园长	(1) 新入园幼儿要有专人看管。 (2) 教育幼儿不离开群体,外出时保育员要及时清点人数,以防丢失。 (3) 幼儿离园时要把幼儿交到家长手里。严格执行接送卡制度,陌生人接幼儿要问清姓名、与幼儿关系,并有家长委托电话或信。 (4) 幼儿离园后,要指定专人到各屋检查,确定没有留下幼儿再锁门下班
	4. 误服毒物(药物)	(1) 立即催吐。让幼儿喝大量的清水,用羽毛、手指等刺激幼儿的咽部,引起呕吐。反复2—3次,以达到排出胃内毒物的目的。 (2) 如果是强酸、强碱中毒,不能洗胃,可让幼儿服牛奶、豆浆、生蛋清、食醋、橘汁等,以保护胃黏膜、延缓吸收。 (3) 立即送医院治疗	(1) 药物要妥善保管。 (2) 服药前要仔细核对姓名、药名,药片要压碎后看着幼儿服下。

意外事故种类		工具	处理办法	预防
责任事故				(3) 有药的瓶子不要给幼儿玩。 (4) 教育幼儿不捡地上的东西吃
	5. 触电		(1) 用最快的速度、适当的方法使幼儿脱离电源。（关闭电门，用干燥的木棍、竹片等不导电的物品拨开电源）不要直接拖拉幼儿，以免急救者触电。 (2) 对心跳、呼吸微弱或已停止的幼儿立即进行人工呼吸及胸外心脏按压术。 (3) 洗净灼伤部位，并用消毒敷料包扎。 (4) 立即送往医院	(1) 教育幼儿了解安全常识。 (2) 做好日常的用电安全，不能让幼儿接触到。 (3) 收好所用的带电设备，防止幼儿触摸到。 (4) 教育幼儿如果发现有小朋友出现以上问题，应及时告知老师处理，不能私自解决问题
	6. 溺水		(1) 积极抢救，使幼儿脱离水面上岸。 (2) 保持呼吸通畅。检查幼儿口鼻，如有泥沙堵塞，应立即清理，同时解衣宽带，保持呼吸畅通。 (3) 使幼儿俯卧，用衣服垫在腹部，或救护者左腿跪下，使幼儿的腹部放在左膝盖上，然后用手压迫背部，把水倒出来。 (4) 同时，立即通知医院前来救治	
其他意外事故	1. 鼻出血	毛巾、棉签、纱布	(1) 稳定幼儿的情绪，安慰幼儿不要紧张，让幼儿安静躺着或坐着。张口呼吸，头略低。 (2) 用拇指和食指向鼻子中心部位按压鼻翼根部，一般压5—10分钟即可止血。 (3) 鼻部、前额用冷湿毛巾冷敷。 (4) 幼儿出血后，2—3小时内禁止其做剧烈运动。 (5) 出血较多时，可用棉球塞入鼻腔，填塞紧些才能止血。效果仍不好时，可用麻黄碱滴鼻液，把药水滴在棉球上止血效果好。 (6) 若无法止血或幼儿经常流鼻血，应送去医院诊治	

意外事故种类		工具	处理办法	预防
其他意外事故	2. 抽风（惊厥）		(1) 迅速将幼儿放平,保持安静,不要惊慌或大声呼叫、用力拍打幼儿,禁止一切不必要的刺激。 (2) 解开衣领、松开裤带,保持呼吸道的畅通。 (3) 将幼儿平放,头偏向一侧,防止窒息。 (4) 将毛巾或手绢拧成麻花状放于幼儿上下牙之间,以免咬伤舌头。但若病儿牙关紧闭,无法塞入毛巾,不要强行塞。 (5) 用指甲重按人中穴、合谷穴,即唇沟上三分之一处。 (6) 不要搂紧病儿,轻轻按住病儿抽动的四肢,以免肢体抽动过猛而受伤。 (7) 配合进行物理降温。 (8) 幼儿痉挛停止后立即送往医院	
	3. 中暑（日射病）	毛巾、十滴水、人丹	(1) 迅速将幼儿移至阴凉通风处。 (2) 让幼儿平卧休息,解开衣扣。 (3) 用冷毛巾敷头部,用扇子扇风,帮助其散热,在太阳穴处搽清凉油等。 (4) 给幼儿喝一些清凉饮料(糖水、淡盐水、绿豆汤等),或口服十滴水、人丹等。 (5) 若上述处置无效,应立即送医院 	在炎热的夏季,户外活动应避开10:30—14:30这一时间段,因为此时正处于一天最炎热的阶段。炎热季节,幼儿可在树阴或屋檐下游戏,避免阳光直接照射。活动时,保育员应提醒幼儿多喝水

续　表

意外事故种类	工具	处理办法	预防
其他意外事故	4. 冻伤 冻疮药膏	可用白酒、辣椒水轻轻涂擦,再涂上冻疮药膏即可。伤愈后不留疤痕,但要注意受冻处易复发 	平时幼儿应注意不要穿过小的鞋子,洗手后将手仔细擦干。脚出汗的幼儿应及时换掉汗湿的袜子,并注意经常按摩手、脚、鼻等处
	5. 晕厥	(1) 冷静处理。 (2) 让幼儿平卧,头略低,脚高于头。 (3) 松开衣领、腰带,短时间休息后可以恢复正常	

小组活动

(1) 5—6 人一组,分享搜集幼儿园常见意外事故的案例,每组推荐一名同学在全班做交流。

(2) 5—6 人一组,模拟轮流操作示范并口述幼儿跌伤、骨折的预防和处理办法。

(3) 5—6 人一组,模拟操作完成并口述气管异物、烫伤、高热惊厥及幼儿中暑的处理办法。

(4) 5—6 人一组,角色扮演幼儿发生意外伤害后与家长沟通。

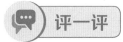

评一评

幼儿常见意外伤害处理方法和预防措施的任务评价表

项目	评价标准	等级				备注
		优	良	中	差	
态度	关爱幼儿的健康,态度端正、亲切					
	养成积极、主动、好学的学习习惯					
	小组分工合作,小组成员积极参与,合作意识较强					
语言	展示讲解语言流畅,使用普通话,并且普通话标准					
	展示讲解声音甜美、干净,音量适中					
	陈述内容清晰、准确					
行为	动作协调,指示清晰					
	动作示范正确、规范					
	动作示范美观、大方、自然					
	陈述语言与动作要协调一致					
效果	能按规定的格式填写表格内容,文字简明扼要、层次清晰					
	小组合作完成效果较好					
	条理清楚,要点突出					
	展示时教态自然					

拓展训练

观察记录幼儿园的一日常规工作中,最常见的意外事故有哪些,教师是如何预防意外事故发生的。

任务二　幼儿常用护理技术的运用

任务目标

(1) 在模拟情景中,独立操作完成给幼儿测体温和止鼻血的方法。

(2) 熟记幼儿喂药、滴眼药、滴鼻药、滴耳药、简易通便法以及物理降温的方法。

(3) 根据不同的情况给幼儿进行喂药。

相关理论知识

判断幼儿病情轻重主要从以下几方面着手:

(1) 呼吸:呼吸出现时快时慢、时深时浅,呼吸不规律,鼻翼煽动,胸廓吸气下陷,应及时做人工呼吸。

(2) 脉搏:脉搏从规则变成不规则,变得细、快、弱,节律不齐,说明幼儿心脏功能和血液循环出现了严重的障碍,一旦幼儿心跳停止,应立即做胸外心脏按摩。

(3) 瞳孔:垂危患儿眼睛无神,瞳孔已经不能随光线的增强而迅速缩小,瞳孔最终渐渐散大,对光线完全失去反应的能力。一旦以上情况出现,说明幼儿的病情已经非常严重,应当及时开展急救并上报幼儿园领导,联系家长及时送往医院。

相关实践知识

一、测体温

准备器材:体温计。

(1) 看:测体温前,先看看体温计的初始度数显示是否超过 35℃。

(2) 甩:如果超过 35℃,可用一只手捏住体温计的尾端,向下向外轻轻甩几下,使水银线降到"35"刻度以下。

(3) 放:将有金属头的一端放入幼儿干净的腋下,让幼儿曲臂夹紧静候 5 分钟。

(4) 读:时间到后取出,一手拿体温计的上端,与眼平行,轻轻来回转动体温计,就可清晰地读出水银柱的度数。

(5) 比:比较测量的度数,正常一般为 36—37.4℃,低于或高于这一范围都说明体温不正常。

二、喂药

(1) 确认:幼儿姓名、药、用量、时间。

(2) 准备:温水、药、糖水。

(3)吃:鼓励幼儿自己独立吃完,漱口。

三、滴眼药

(1)准备:姓名、药、量、时间。保育员洗干净双手。

(2)滴药:与幼儿面对面坐下,幼儿头后仰,眼睛向上看,保育员用左手食指、拇指轻轻分开幼儿的上下眼皮,右手拿药瓶,将药液滴1—2滴入幼儿下眼皮,再用左手拇指、食指轻轻提下眼皮,嘱咐幼儿轻轻闭眼转动眼球,使药液充满整个眼内。

四、滴鼻液

(1)确认:幼儿姓名、药、用量、时间。

(2)准备:幼儿取坐姿,背靠椅背,头尽量后仰。

(3)滴液:保育员右手持药瓶,在距离2—3厘米处将药液滴入,轻轻按压鼻翼,使药液分布均匀,让幼儿保持3—5分钟。

五、滴耳液

(1)确认:幼儿姓名、药、用量、时间。

(2)准备:耳药一般存放在冰箱,使用前应拿到室内放置一会儿。让幼儿侧卧,使患耳朝上,外耳道有脓液,需用棉签擦净,然后向下向上轻拉幼儿的耳垂,使外耳道伸直。

(3)滴液:保育员右手持药瓶将药水滴入外耳道后壁,轻轻压揉,使药液充分进入外耳道深处。保持姿势5—10分钟。

六、止鼻血

准备器材:棉球、毛巾、麻黄碱滴鼻液、仿真娃娃。

(1)安慰:稳定幼儿的情绪,安慰幼儿不要紧张,让幼儿安静躺着或坐着,张口呼吸,头略低。

(2)捏:用拇指和食指向鼻子中心部位按压鼻翼根部,一般压5—10分钟即可止血。

(3)敷:鼻部、前额用冷湿毛巾冷敷。

(4)禁:幼儿出血后,2—3小时内禁止其做剧烈运动。

(5)塞:幼儿出血较多时,可用棉球塞入鼻腔,填塞紧些才能止血,效果仍不好时,可用麻黄碱滴鼻液,把药水滴在棉球上止血效果好。

(6)若无法止血或幼儿经常流鼻血,应去医院诊治。

七、简易通便法

准备器材:肥皂、开塞露。

(1)肥皂条通便:将普通的肥皂削成圆锥形状,慢慢塞入幼儿肛门,利用机械刺激通便。

(2)开塞露通便:将开塞露顶端水平剪开,挤出少许插入幼儿肛门,让幼儿憋一会儿,使甘油在肛门内起作用,然后排便。

八、物理降温法

准备器材:毛巾。

(1)头部冷敷:将毛巾折叠数层,放在冷水中浸湿,拧成半干不滴水为宜,敷在幼儿前额。每5—10分钟换一次毛巾,也可用凉水和碎冰。如果出现幼儿打寒战、面色发灰,应停止冷敷。

（2）酒精擦拭：可将 70％的酒精用白开水稀释三倍，用毛巾浸泡后擦腋下、肘部、颈部两侧等处。擦拭时应注意避风，避免受凉，如果幼儿出现打寒战或面色发灰，应停止擦拭。

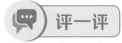

小组活动

（1）5—6 人一组，轮流操作示范测体温和止鼻血的方法。

（2）5—6 人一组，轮流口述幼儿园对幼儿用药的管理办法。

评一评

给幼儿测体温和止鼻血的任务评价表

项目	评价标准	等级				备注
		优	良	中	差	
态度	关爱幼儿的健康，态度端正、亲切					
	养成积极、主动、好学的学习习惯					
	小组分工合作，小组成员积极参与，合作意识较强					
语言	展示讲解语言流畅，使用普通话，并且普通话标准					
	展示讲解声音甜美、干净，音量适中					
	陈述内容清晰、准确					
行为	动作协调，指示清晰					
	动作示范正确、规范					
	动作示范美观、大方、自然					
	陈述语言与动作要协调一致					
效果	能按规定的格式填写表格内容，文字简明扼要，层次清晰					
	小组合作完成效果较好					
	条理清楚，要点突出					
	展示时教态自然					

拓展训练

幼儿园应对幼儿的意外事故该进行哪些方面的安全教育？

项目四 幼儿常见传染病的早期发现及预防

项目目标

（1）学习了解幼儿常见传染病的特征及病因。

（2）能正确诊断幼儿常见传染病。

（3）熟练掌握幼儿常见传染病的预防及护理措施。

（4）掌握在发现幼儿患传染病后与家长沟通的策略。

任务概述

（1）上网或到幼儿园搜集幼儿常见传染病的案例。

（2）操作完成对于幼儿常见传染病的判断。

（3）熟记并口述幼儿常见传染病的预防及护理措施。

（4）模拟发现幼儿患常见传染病后与家长的沟通。

相关理论知识

传染病的基本常识

传染病的定义	基本特征	发展的规律	发生和流行的三个环节	预防措施
由病原体传染引起的疾病	有病原体；传染性和流行性；病程发展具有一定规律	潜伏期：自病原体侵入机体到最初症状出现。 前驱期：在各种传染病典型症状出现之前，一般会出现头痛、低热、食欲不振等前驱症状。 发病期：病症由轻变重，逐渐出现某种传染病特有的症状。 恢复期：体温逐渐下降，主要症状大部分消失，病情好转，直至完全康复	传染源：能散播病原体的人或动物。 传播途径：病原体传染他人的途径。 易感人群：对该种传染病无免疫力者	控制传染源。 切断传播途径。 提高易感人群的抵抗力

任务一　手足口病的早期发现及预防

任务目标

（1）学习了解幼儿手足口病的流行特征及病因。

（2）在模拟情景中，独立操作完成对幼儿手足口病的判断。

（3）熟记幼儿手足口病的预防及护理措施，并在模拟情景中熟练操作运用。

（4）掌握在发现幼儿患手足口病后与家长沟通的策略。

相关理论知识

一、幼儿呼吸系统的特点

幼儿鼻腔窄小，还没有长出鼻毛，不能阻挡灰尘和细菌，所以上呼吸道易被感染。

二、幼儿消化系统的特点

幼儿肠壁肌肉组织和弹性组织发育较差，肠蠕动能力比成人弱，易受各种疾病影响而被抑制，最终导致消化不良。因此，要注意饮食的清洁卫生，饭前便后要洗手，平时还要注意做好幼儿的食品、食具、物品、玩具的消毒，防止病从口入。

三、幼儿皮肤的特点

幼儿皮肤薄嫩，偏碱性，自我保护功能差，易受损伤和感染。因此，幼儿要勤换衣服，勤洗澡，所用被褥也需勤洗。

四、幼儿手足口病的流行特征及病因

该病流行无明显的地区性，全年均可发生，一般每年的5—7月为发病高峰。托幼机构等易感人群集中单位可能会有暴发现象。肠道病毒传染性强、隐性感染比例大、传播途径复杂、传播速度快、控制难度大，容易出现暴发和短时间内较大范围流行。

手足口病是肠道病毒引起的常见传染病，多发生于5岁以下的婴幼儿，直接接触传染源或通过鼻咽分泌物、粪便、飞沫传播。手足口病潜伏期为2—10天，平均3—5天，病程一般为7—10天。一般手足口病隔离期为2周。

相关实践知识

一、幼儿手足口病的判断方法

实训器材准备：仿真娃娃、棉签、展台。

（1）幼儿手、足、口腔等部位出现疱疹和皮疹。

（2）感染初期症状为低热、食欲减退，常伴有咽痛。

（3）发热一至两天后，出现口腔溃疡，开始为红色小疱疹，然后变为溃疡（见图4－1）。

（4）口腔疱疹常见于舌、牙龈和口腔颊黏膜。

（5）一至两天后可见皮肤斑丘疹，常见于手掌、足底（见图4－2、图4－3），也可见于臀部。

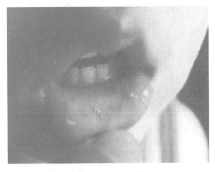

图4－1　口腔

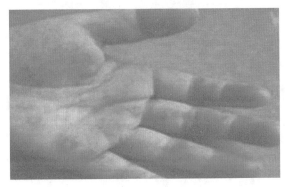

图4－2　手掌

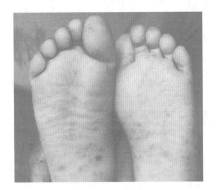

图4－3　足底

二、幼儿手足口病的护理

（1）患儿应卧床休息一周。

（2）患儿的房间要定期开窗通风，保持空气新鲜、流通，温度适宜。

（3）患儿的衣服、被褥要清洁，衣着要舒适、柔软，经常更换。

（4）要保持患儿口腔清洁，饭前饭后用生理盐水漱口。

（5）让患儿多喝温开水，吃一些清淡、温性、可口、易消化、柔软的流质或半流质食物，禁食冰冷、辛辣等刺激性食物。

（6）注意保持皮肤清洁，剪短患儿的指甲；臀部有皮疹的患儿，应随时清理大小便，保持臀部清洁干燥，如有疱疹形成或疱疹破溃时可涂浓度为0.5%的碘伏。

（7）高热者应通过散热、多喝温水、洗温水浴等措施给予物理降温；如果患儿体温超过38.5℃的话，应适当地使用退热药。

三、幼儿手足口病的预防

（1）做好晨、午检，注意观察幼儿体温、口腔、手、足等部位的疱疹和溃疡发生的情况，以便早发现、早隔离、早治疗。

（2）做好地面、餐桌、水杯、毛巾等消毒工作，对空气定期进行紫外线消毒。

（3）帮助幼儿养成咳嗽、打喷嚏时捂住嘴巴的习惯，鼓励幼儿饭前、便后勤洗手。

（4）在流行期间，不带幼儿到人多拥挤的公共场所，可适当佩戴口罩防止飞沫吸入。

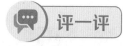 **小组活动**

（1）5—6人一组，分享搜集幼儿手足口病的相关知识，每组推荐一名同学在全班做交流。

（2）5—6人一组，模拟操作完成对幼儿手足口病的判断。

（3）5—6人一组，轮流口述幼儿手足口病的预防及护理措施。

评一评

判断幼儿手足口病的任务评价表

项目	评价标准	等级				备注
		优	良	中	差	
态度	关爱幼儿的健康，态度端正、亲切					
	养成积极主动的学习习惯					
	小组分工合作，小组成员积极参与，合作意识较强					
语言	展示讲解语言流畅，使用普通话，并且普通话标准					
	展示讲解语言甜美、干净，音量适中					
	陈述内容清晰、准确					
行为	动作协调，指示清晰					
	动作示范正确、规范					
	动作示范美观、大方、自然					
	陈述语言与动作协调一致					
效果	熟记幼儿手足口病的判断方法					
	小组合作完成效果较好					
	条理清楚，要点突出					
	展示时教态自然					

拓展训练

幼儿园某小班发现一位幼儿患手足口病，该园立即采取了以下措施：

（1）对患儿进行隔离，时间为30天。

（2）对患儿使用过的玩具、餐具进行消毒。

（3）对该小班幼儿进行医学观察。

请分析以下问题：①该园采取的措施哪些是恰当的？哪些不够明确？②还应采取哪些措施？③作为一名幼儿园老师，你该怎样与患儿家长进行沟通？

任务二 流行性腮腺炎的早期发现及预防

任务目标

（1）学习了解幼儿流行性腮腺炎的流行特征及病因。

（2）在模拟情景中，独立操作完成对幼儿流行性腮腺炎的判断。

（3）熟记幼儿流行性腮腺炎的预防及护理措施，并在模拟情景中熟练操作运用。

（4）掌握在发现幼儿患流行性腮腺炎后与家长沟通的策略。

相关理论知识

一、幼儿循环系统的特点

幼儿血液中有吞噬细菌作用的白细胞较少，所以抗病能力较差，易患传染病。

二、幼儿流行性腮腺炎的流行特征及病因

在幼儿集中的幼儿园，极易发生暴发式流行。好发于冬春季节，多见于 2 岁以上的幼儿，在发病初期传染性最强。患者愈后可获终身免疫。

流行性腮腺炎是一种由腮腺炎病毒引起的呼吸道传染病，腮腺炎病毒经病人唾液飞沫侵入口腔、鼻黏膜大量繁殖进入血液发生毒血症。病毒经腮腺管口直达腮腺也可发病。

相关实践知识

一、幼儿流行性腮腺炎的判断方法

实训器材准备：仿真娃娃、展台、腮腺肿胀图片。

（1）起病急，有发烧、畏寒、头痛、食欲不振等症状。

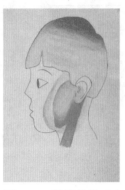

图4-4　腮腺肿胀示意

（2）腮腺肿胀可见一侧，见图4-4。

（3）1—2天后，两侧腮腺肿大，有触痛。

（4）腮腺高度肿胀时，多数患儿周身发热。

（5）4—5天肿胀渐消，症状随之减轻。

二、幼儿流行性腮腺炎的护理

（1）幼儿应卧床休息。

（2）多喝开水，应给幼儿流质或半流质饮食，以减轻咀嚼时的疼痛。

（3）多用盐开水或复方硼砂溶液漱口，以保持口腔的清洁。

（4）腮部疼痛时用热敷或冷敷帮助缓解。

（5）幼儿体温太高可用退热药。

（6）可以使用中药内服、中草药外敷肿胀部位等治疗方式，如果有并发细菌感染可以使用抗生素。

（7）同时要预防并发症的发生。

三、幼儿流行性腮腺炎的预防

（1）家长按时带幼儿做好预防接种。

（2）加强晨、午、晚检，及早发现疑似患病幼儿，应及时隔离、联系家长、上报幼儿园。

（3）对发病班及时进行隔离、检疫、消毒等传染病常规预防工作，特别是开窗通风。

（4）在人多聚集地区，可以让幼儿适当戴口罩，防止带有病毒的飞沫吸入。

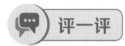

（1）5—6人一组，分享搜集幼儿流行性腮腺炎的相关知识，每组推荐一名同学在全班做交流。

（2）5—6人一组，模拟操作完成对幼儿流行性腮腺炎的判断。

（3）5—6人一组，轮流口述幼儿流行性腮腺炎的预防及护理措施。

评一评

判断幼儿流行性腮腺炎的任务评价表

项目	评价标准	等级				备注
		优	良	中	差	
态度	关爱幼儿的健康，态度端正、亲切					
	养成积极主动的学习习惯					
	小组分工合作，小组成员积极参与，合作意识较强					

项目	评价标准	等级				备注
		优	良	中	差	
语言	展示讲解语言流畅,使用普通话,并且普通话标准					
	展示讲解语言甜美、干净,音量适中					
	陈述内容清晰、准确					
行为	动作协调,指示清晰					
	动作示范正确、规范					
	动作示范美观、大方、自然					
	陈述语言与动作协调一致					
效果	熟记幼儿流行性腮腺炎的判断方法					
	小组合作完成效果较好					
	条理清楚,要点突出					
	展示时教态自然					

拓展训练

某幼儿园春季出现某流行疾病。患儿多数发热,腮腺肿大,触摸有痛感。血液检查可见白细胞数目增加。请回答以下问题:

(1) 该园幼儿患的是何种疾病?

(2) 如何护理这些患儿?

(3) 对接触过患儿的其他幼儿应该做些什么?

任务三 水痘的早期发现及预防

任务目标

(1) 学习了解幼儿水痘的流行特征及病因。

（2）在模拟情景中，独立操作完成对幼儿水痘的判断。

（3）熟记幼儿水痘的预防及护理措施，并在模拟情景中熟练操作运用。

（4）掌握在发现幼儿患水痘后与家长沟通的策略。

相关理论知识

一、幼儿皮肤的特点

幼儿皮肤薄嫩，偏碱性，自我保护功能差，易受损伤和感染。因此，幼儿要勤换衣服、勤洗澡，所用被褥也需勤洗。

二、幼儿水痘的流行特征及病因

全年均可发生，冬春季较多见。本病传染性很强，易感者接触患者后约有 90% 会发病，故幼儿园、小学等幼儿集体机构易引起流行。病后可终身免疫。

水痘是一种由水痘—带状疱疹病毒初次感染引起的急性传染病，病毒存在于患者的口、鼻分泌物和皮疹内。病初，主要经过飞沫传播。皮疹疱疹破溃后，可经衣服、用具等间接传播。

相关实践知识

一、判断幼儿水痘的方法

实训器材准备：水痘图片（小点、水疱、结痂）、棉签、仿真娃娃、展台。

（1）在皮疹出现前常有发热等前驱症状。

（2）一至两天后出现皮疹，皮疹特点为向心性，先见于头皮、面部，渐延及躯干、四肢。

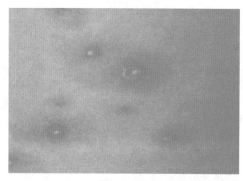

图 4-5 水痘示意

（3）皮疹初为红色的小点，一天左右转为水泡，三至四天后水泡干缩，结成痂皮。

（4）干痂脱落后，皮肤上不留瘢痕。

（5）发疹期多有发热、精神不安、食欲不振等全身症状。

（6）在病后一周内，由于新的皮疹陆续出现，陈旧的皮疹已结痂，也有的正处于水泡的阶段，所以患者皮肤上可见到三种皮疹：红色小点、水疱、结痂（见图 4-5）。

（7）出疹期间，皮肤刺痒。

二、幼儿水痘的护理

（1）幼儿发热时应让其卧床休息。

（2）室内保持空气清新，纟

（3）注意患儿的皮肤清洁

（4）给患儿剪指甲，避免其

三、幼儿水痘的预防

（1）接种水痘疫苗，可预阝

（2）患儿应隔离至全部疱

三周(可自接触后第 11 天起观

（3）被患儿呼吸道分泌物

射、曝晒、煮沸等方法消毒。

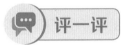

小组活动

（1）5—6 人一组，分享搜集幼儿水痘的相关知识，每组推荐一名同学在全班做交流。

（2）5—6 人一组，模拟操作完成对幼儿水痘的判断。

（3）5—6 人一组，轮流口述幼儿水痘的预防及护理措施。

评一评

判断幼儿水痘的任务评价表

项目	评价标准	等级				备注
		优	良	中	差	
态度	关爱幼儿的健康，态度端正、亲切					
	养成积极主动的学习习惯					
	小组分工合作，小组成员积极参与，合作意识较强					
语言	展示讲解语言流畅，使用普通话，并且普通话标准					
	展示讲解语言甜美、干净，音量适中					
	陈述内容清晰、准确					
行为	动作协调，指示清晰					
	动作示范正确、规范					
	动作示范美观、大方、自然					
	陈述语言与动作要协调一致					

项目	评价标准	等级				备注
		优	良	中	差	
效果	熟记幼儿水痘的判断方法					
	小组合作完成效果较好					
	条理清楚,要点突出					
	展示时教态自然					

拓展训练

走进幼儿园,深入幼儿园,了解幼儿感染水痘的主要表现。

任务四　流行性感冒的早期发现及预防

任务目标

(1) 学习了解幼儿流行性感冒的流行特征及病因。

(2) 在模拟情景中,独立操作完成对幼儿流行性感冒的判断。

(3) 熟记幼儿流行性感冒的预防及护理措施,并在模拟情景中熟练操作运用。

(4) 掌握在发现幼儿患流行性感冒后与家长沟通的策略。

相关理论知识

一、幼儿循环系统的特点

幼儿血液中有吞噬细菌作用的白细胞较少,所以抗病能力较差,易患传染病。

二、幼儿流行性感冒的流行特征及病因

流行性感冒的传染性很大,四季均可流行。发病突然,蔓延迅速,患者众多,但流行过程

较短,一般多流行于冬春季。

流行性感冒是由流感病毒引起的一种传染性极强的急性呼吸道传染病。人可多次患流感。流感主要经飞沫传播,也可以通过接触病人的唾液、痰液污染的餐具、毛巾、玩具等物品传播。

📊 相关实践知识

一、幼儿流行性感冒的判断方法

实训器材准备:仿真娃娃、展台。

(1)潜伏期数小时至一两天。

(2)起病急、高热、寒战、头痛、咽痛、乏力、眼球及眼结膜充血。

(3)个别幼儿可出现暂时性皮疹,或有脑膜炎、腹泻等症状。

(4)经三五天可退热,重症患儿退热则要十天左右。

(5)部分幼儿有明显的精神症状,如嗜睡、惊厥等。

(6)婴幼儿常并发中耳炎。

二、幼儿流行性感冒的护理

(1)高热时应让患儿卧床休息。

(2)幼儿居室要有阳光,保持空气新鲜。

(3)让患儿多喝温开水。

(4)患儿的饮食应有营养,食物应易消化。

(5)对高热幼儿应适当降温,可采用药物降温和物理降温。

三、幼儿流行性感冒的预防

(1)应增强机体的抵抗力,平时加强体育锻炼,让幼儿多晒太阳,多参加户外活动。

(2)幼儿的衣着要适宜,气温骤变时,应及时给幼儿添减衣服。

(3)冬春季不去或少去拥挤的公共场所,避免感染。

(4)幼儿的起居室要定期消毒。

(5)要保持幼儿活动室、卧室空气的新鲜。

🎈 小组活动

(1)5—6人一组,分享搜集幼儿流行性感冒的相关知识,每组推荐一名同学在全班做交流。

(2)5—6人一组,模拟操作完成对幼儿流行性感冒的判断。

(3)5—6人一组,轮流口述幼儿流行性感冒的预防及护理措施。

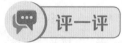 评一评

判断幼儿流行性感冒的任务评价表

项目	评价标准	等级				备注
		优	良	中	差	
态度	关爱幼儿的健康,态度端正、亲切					
	养成积极主动的学习习惯					
	小组分工合作,小组成员积极参与,合作意识较强					
语言	展示讲解语言流畅,使用普通话,并且普通话标准					
	展示讲解语言甜美、干净,音量适中					
	陈述内容清晰、准确					
行为	动作协调,指示清晰					
	动作示范正确、规范					
	动作示范美观、大方、自然					
	陈述语言与动作协调一致					
效果	熟记幼儿流行性感冒的判断方法					
	小组合作完成效果较好					
	条理清楚,要点突出					
	展示时教态自然					

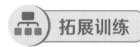 拓展训练

走进幼儿园,深入幼儿园,收集幼儿园预防流行性感冒的方案和应急处理措施。

任务五　麻疹的早期发现及预防

任务目标

（1）学习了解幼儿麻疹的流行特征及病因。

（2）在模拟情景中，独立操作完成对幼儿麻疹的判断。

（3）熟记幼儿麻疹的预防及护理措施，并在模拟情景中熟练操作。

（4）掌握在发现幼儿患麻疹后与家长沟通的策略。

相关理论知识

幼儿麻疹四季均可发病，以冬春季最多，易感者接触后有90％以上均发病。在人口密集但未普种疫苗的地区约每两三年流行一次，6个月至5岁幼儿的发病率最高。病后有持久免疫力，再次发病者极少。

幼儿麻疹是由麻疹病毒引起的急性呼吸道传染病。病人是唯一的传染源，从潜伏期最后一两天至出疹后5天内都具有传染性，患者的口、鼻、咽、眼的分泌物均含有病毒，主要通过飞沫直接传播，衣物、玩具等也会间接传播，但比较少见。

相关实践知识

一、判断幼儿麻疹的方法

实训器材准备：仿真娃娃、棉签、展台。

（1）有发热、咳嗽、流涕、眼结膜充血、口腔黏膜有带红晕的灰白小点。

（2）首先于耳后发际出现皮疹，迅速发展到面颈部，一日内自上而下蔓延到胸、背、腹及四肢，约2—3日内遍及手心、足底，此时头面部皮疹已开始隐退。

（3）皮疹约2—3 mm大小，初期呈淡红色，散布，后渐密集呈鲜红色，进而转为暗红色，疹间皮肤正常见图4-6。

（4）恢复期皮疹出齐后按出疹顺序隐退，留有棕色色素斑，伴糠麸样脱屑，约存在2—3周。

（5）随皮疹隐退全身中毒症状减轻，热退，精神、食欲好转，咳嗽改善而痊愈。

（6）整个病程约10—14天。单纯麻疹预后良好，重症患者病死率较高。

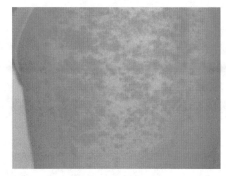

图4-6　皮疹示意

二、幼儿麻疹的护理

（1）应让患儿卧床休息，单间隔离，居室空气新鲜，保持适当温度和湿度，衣被不宜过厚。

（2）保持患儿眼、鼻、口腔、皮肤的清洁。

（3）饮食宜有营养易消化，并应多喂温开水。

（4）不可忌嘴，恢复期尚应加餐。

（5）高热时可给小剂量退热剂，咳嗽加剧时予以镇咳药等。

三、幼儿麻疹的预防

（1）接种麻疹减毒活疫苗或注射胎盘球蛋白、丙种球蛋白，使人体自动免疫或被动免疫。

（2）做好患儿的隔离消毒。

（3）医务人员及家属接触患儿后，不应立即接触其他易感幼儿，避免间接传染。

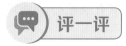

（1）5—6人一组，分享搜集幼儿麻疹的相关知识，每组推荐一名同学在全班做交流。

（2）5—6人一组，模拟操作完成对幼儿麻疹的判断。

（3）5—6人一组，轮流口述幼儿麻疹的预防及护理措施。

评一评

判断幼儿麻疹的任务评价表

项目	评价标准	等级				备注
		优	良	中	差	
态度	关爱幼儿的健康，态度端正、亲切					
	养成积极主动的学习习惯					
	小组分工合作，小组成员积极参与，合作意识较强					
语言	展示讲解语言流畅，使用普通话，并且普通话标准					
	展示讲解语言甜美、干净，音量适中					
	陈述内容清晰、准确					
行为	动作协调，指示清晰					
	动作示范正确、规范					
	动作示范美观、大方、自然					
	陈述语言与动作协调一致					

续　表

项目	评价标准	等级				备注
		优	良	中	差	
效果	熟记幼儿麻疹的判断方法					
	小组合作完成效果较好					
	条理清楚，要点突出					
	展示时教态自然					

拓展训练

走进幼儿园，深入幼儿园，了解目前幼儿传染病中患麻疹的比例，为什么会出现这样的情况？

任务六　流行性脑脊髓膜炎的早期发现及预防

任务目标

(1) 学习了解幼儿流行性脑脊髓膜炎的流行特征及病因。

(2) 在模拟情景中，独立操作完成对幼儿流行性脑脊髓膜炎的判断。

(3) 熟记幼儿流行性脑脊髓膜炎的预防及护理措施，并在模拟情景中熟练操作运用。

(4) 掌握在发现幼儿患流行性脑脊髓膜炎后与家长沟通的策略。

相关理论知识

流行性脑脊髓膜炎简称"流脑"。本病多在冬春季流行。病菌在人体外的存活率很低。病原体为脑膜炎双球菌。病菌存在于患儿的鼻咽分泌物中，经飞沫由空气传播。

相关实践知识

一、幼儿流行性脑脊髓膜炎的判断方法

实训器材：仿真娃娃、展台。

（1）病初表现为上呼吸道感染症状，常有高热、呕吐、头痛、全身痛。

（2）患儿面色灰白，迅速出现血性皮疹，用手指压迫后红色不退。

（3）频繁呕吐，呈喷射状。

（4）患儿颈部僵直、神志恍惚、嗜睡、昏迷。

（5）血常规检查时，白细胞数明显增加。

二、幼儿流行性脑脊髓膜炎的护理

"流脑"的早期症状类似感冒，但病情可以在短时间内恶化，因此患儿若出现以上症状，需迅速送医院诊治。

三、幼儿流行性脑脊髓膜炎的预防

（1）接种流行性脑脊髓膜炎疫苗。

（2）冬春季节，尽量不组织幼儿去公共场所。

小组活动

（1）5—6人一组，分享搜集幼儿流行性脑脊髓膜炎的相关知识，每组推荐一名同学在全班做交流。

（2）5—6人一组，模拟操作完成对幼儿流行性脑脊髓膜炎的判断。

（3）5—6人一组，轮流口述幼儿流行性脑脊髓膜炎的预防及护理措施。

评一评

判断幼儿流行性脑脊髓膜炎的任务评价表

项目	评价标准	等级				备注
		优	良	中	差	
态度	关爱幼儿的健康，态度端正、亲切					
	养成积极主动的学习习惯					
	小组分工合作，小组成员积极参与，合作意识较强					

项目	评价标准	等级				备注
		优	良	中	差	
语言	展示讲解语言流畅,使用普通话,并且普通话标准					
	展示讲解语言甜美、干净,音量适中					
	陈述内容清晰、准确					
行为	动作协调,指示清晰					
	动作示范正确、规范					
	动作示范美观、大方、自然					
	陈述语言与动作协调一致					
效果	熟记幼儿流行性脑脊髓膜炎的判断方法					
	小组合作完成效果较好					
	条理清楚,要点突出					
	展示时教态自然					

拓展训练

试比较流脑与乙脑在传播途径、流行季节、病因、主要症状上有何不同,对照相应内容完成表格。

	传播途径	流行季节	病因	主要症状
流脑				
乙脑				

任务七　细菌性痢疾的早期发现及预防

任务目标

(1) 学习了解幼儿细菌性痢疾的流行特征及病因。

(2) 在模拟情景中,独立操作完成对幼儿细菌性痢疾的判断。

(3) 熟记幼儿细菌性痢疾的预防及护理措施,并在模拟情景中熟练操作运用。

(4) 掌握在发现幼儿患细菌性痢疾后与家长沟通的策略。

相关理论知识

一、幼儿消化系统的特点

幼儿胃壁肌肉薄,伸展性和蠕动功能较差,胃液分泌量比成人少,因此幼儿的消化能力较弱。

幼儿肠道相对比较长,肠壁比较薄,消化功能较差;肠的吸收能力比消化能力强;肠的蠕动性较低,但营养需要相对较多,胃肠道负担重。

幼儿期胰腺还很不发达,胰腺及其消化酶的分泌较少,对淀粉类和脂肪类的消化能力较弱且易受炎热气候及各种疾病影响而被抑制,导致消化不良。

二、幼儿细菌性痢疾的流行特征及病因

细菌性痢疾是幼儿常见的肠道传染病。发病有明显的季节性,以夏秋季发病最多。人对痢疾有普遍的易感性,患病后免疫力不稳定且不持久,因此可多次重复感染。

本病由痢疾杆菌所引起。幼儿可因患儿和带菌者的粪便,以及粪便污染的衣服、用品等,通过手、食物、水及饮食进入胃肠道而受感染,即粪—口感染。

相关实践知识

一、幼儿细菌性痢疾的判断方法

实训器材准备：体温表、大便图片(便中带脓血)。

(1) 起病急,体温在 39℃以上。

(2) 每日大便次数 10 次以上,便中带黏液及脓血。

(3) 恶心、呕吐、腹痛,便后有沉胀下坠的感觉。

(4) 少数患儿有惊厥、昏迷、呼吸衰竭等全身中毒症状。

(5) 病程超过两个月即为慢性痢疾。

二、幼儿细菌性痢疾的护理

（1）患儿发热时应卧床休息。

（2）饮食以流质或半流质为主，忌食多渣、油腻或有刺激性的食物。

（3）幼儿病情好转后逐步恢复正常饮食，并注意加强营养。

（4）卧床期间应遵医嘱服药。

（5）做好患儿的隔离消毒。

三、幼儿细菌性痢疾的预防

（1）加强卫生宣传教育，培养幼儿饭前便后洗手、不饮生水、不吃不洁净的变质食物的卫生习惯。

（2）做好水源及饮食管理卫生管理，同时做好灭蝇工作。

（3）纠正幼儿吮手指的不良习惯。

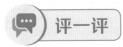 **小组活动**

（1）5—6 人一组，分享搜集幼儿细菌性痢疾的相关知识，每组推荐一名同学在全班做交流。

（2）5—6 人一组，模拟操作完成对幼儿细菌性痢疾的判断。

（3）5—6 人一组，轮流口述幼儿细菌性痢疾的预防及护理措施。

评一评

判断幼儿细菌性痢疾的任务评价表

项目	评价标准	等级				备注
		优	良	中	差	
态度	关爱幼儿的健康，态度端正、亲切					
	养成积极主动的学习习惯					
	小组分工合作，小组成员积极参与，合作意识较强					
语言	展示讲解语言流畅，使用普通话，并且普通话标准					
	展示讲解语言甜美、干净，音量适中					
	陈述内容清晰、准确					
行为	动作协调，指示清晰					
	动作示范正确、规范					
	动作示范美观、大方、自然					
	陈述语言与动作协调一致					

项目	评价标准	等级				备注
		优	良	中	差	
效果	熟记幼儿细菌性痢疾的判断方法					
	小组合作完成效果较好					
	条理清楚，要点突出					
	展示时教态自然					

拓展训练

（1）为什么幼儿容易患细菌性痢疾？细菌性痢疾的流行季节和病因是什么？

（2）作为一名幼儿园老师，假如发现本班的某幼儿患了细菌性痢疾，你该怎样引导家长给孩子进行合理的饮食，以便做到家园合力？

任务八　猩红热的早期发现及预防

任务目标

（1）学习了解幼儿猩红热的流行特征及病因。

（2）在模拟情景中，独立操作完成对幼儿猩红热的判断。

（3）熟记幼儿猩红热的预防及护理措施，并在模拟情景中熟练操作运用。

（4）掌握发现幼儿患猩红热后与家长沟通的策略。

相关理论知识

　　幼儿猩红热多发生于冬春两季。猩红热是由溶血性链球菌引起的急性呼吸道传染病，主要是通过飞沫直接传染，也可通过玩具、毛巾、书籍等间接传播。

相关实践知识

一、幼儿猩红热的判断方法

实训器材准备：仿真娃娃、棉签、展台。

（1）患儿均有发热，多在病后 24 小时出现皮疹。

（2）皮疹由耳后及颈部延到全身。

（3）皮疹为弥漫性针尖大小红点，似寒冷时皮肤会出的"鸡皮疙瘩"，抚摸有砂纸感。

（4）用手紧压后，皮肤红晕隐退，经十余秒后肤色恢复原样。

（5）腋下、腹股沟、肘部及臀部等处皮疹密集形成一条条横线状疹，称帕氏征。

（6）脸部两颊发红，但口唇周围明显苍白。

（7）出诊后 3—4 天，舌苔脱落，露出生牛肉样舌面，舌乳头红肿，似成熟的草莓，故叫"杨梅舌"。

（8）病后一周左右，皮疹消退，体温恢复正常。

二、幼儿猩红热的护理

（1）患儿应卧床休息，防止继发感染。

（2）饮食以流质、半流质为宜。

（3）注意口腔清洁，一日数次用淡盐水漱口。

（4）不要用手撕脱皮，以免感染。

（5）病后 2—3 周注意查尿，避免发生急性肾炎。

三、幼儿猩红热的预防

（1）一旦发现感染症状，应对患儿进行隔离处理。

（2）也可使用药物预防。

小组活动

（1）5—6 人一组，分享搜集幼儿猩红热的相关知识，每组推荐一名同学在全班做交流。

（2）5—6 人一组，模拟操作完成对幼儿猩红热的判断。

（3）5—6 人一组，轮流口述幼儿猩红热的预防及护理措施。

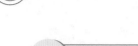 评一评

判断幼儿猩红热的任务评价表

项目	评价标准	等级				备注
		优	良	中	差	
态度	关爱幼儿的健康,态度端正、亲切					
	养成积极主动的学习习惯					
	小组分工合作,小组成员积极参与,合作意识较强					
语言	展示讲解语言流畅,使用普通话,并且普通话标准					
	展示讲解语言甜美、干净,音量适中					
	陈述内容清晰、准确					
行为	动作协调,指示清晰					
	动作示范正确、规范					
	动作示范美观、大方、自然					
	陈述语言与动作协调一致					
效果	熟记幼儿猩红热的判断方法					
	小组合作完成效果较好					
	条理清楚,要点突出					
	展示时教态自然					

拓展训练

（1）作为一名幼儿园老师,假如发现本班的某幼儿患了猩红热,隔离患儿后,该采取哪些措施预防该病的传播?

（2）试比较猩红热与水痘在传播途径、流行季节、病因、主要症状上有何不同。

	传播途径	流行季节	病因	主要症状
猩红热				
水痘				

任务九　急性结膜炎的早期发现及预防

📍 任务目标

（1）学习了解幼儿急性结膜炎的流行特征及病因。

（2）在模拟情景中，独立操作完成对幼儿急性结膜炎的判断。

（3）熟记幼儿急性结膜炎的预防及护理措施，并在模拟情景中熟练操作运用。

（4）掌握在发现幼儿患急性结膜炎后与家长沟通的策略。

🌐 相关理论知识

一、幼儿眼的特点

幼儿眼球发育还不够完善，可因各种因素而影响视力，这就要培养幼儿良好的卫生习惯，即不要用手揉眼睛，不用他人的毛巾和手帕，从而预防沙眼和结膜炎等疾病。

二、幼儿呼吸系统的特点

幼儿鼻泪管特别短，鼻部炎症常影响眼部，引起泪囊炎、结膜炎。

三、幼儿急性结膜炎的流行特征及病因

急性结膜炎俗称"火眼"或"红眼病"，是幼儿常见的一种传染性眼病，多发生于春夏季。

急性结膜炎系细菌或病毒引起的疾病。传染途径主要是接触传染，或是通过手、手帕、毛巾、一般用具和游泳池水等将细菌病毒带入眼内。另外，也可由风、粉尘、烟等其他类型的空气污染，电弧、太阳灯的强紫外线和积雪反射的刺激引起。在麻疹、风疹、猩红热等病的过程中亦常见有轻重不同的结膜炎。

📊 相关实践知识

一、幼儿急性结膜炎的判断方法

实训器材准备：仿真娃娃、展台。

（1）起病急，常为双眼或左右眼先后发病。

（2）患眼有异物感或烧灼感及轻度怕光、流泪。

（3）细菌性结膜炎一般有脓性及黏性分泌物，早上醒来时上下眼睑被粘住。

（4）病毒性结膜炎的眼分泌物多为水样，角膜可因细小白点混浊影响视力，或引起同侧耳前淋巴结肿大，有压痛。

（5）一般1—2周即可痊愈。

（6）若未能得到及时治疗，常转为慢性结膜炎。

二、幼儿急性结膜炎的护理

（1）若单眼患病，应嘱患儿不要用手、手巾擦了患眼再擦健康眼，以免感染。

（2）用流动水洗脸。

三、幼儿急性结膜炎的预防

（1）发现有此病患者，便应在用具上做适当隔离。

（2）教育幼儿不用患者的手帕和毛巾。

（3）教师为患儿滴过眼药后必须认真用肥皂洗手。

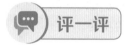

（1）5—6 人一组，分享搜集幼儿急性结膜炎的相关知识，每组推荐一名同学在全班做交流。

（2）5—6 人一组，模拟操作完成对幼儿急性结膜炎的判断。

（3）5—6 人一组，轮流口述幼儿急性结膜炎的预防及护理措施。

评一评

判断幼儿急性结膜炎的任务评价表

项目	评价标准	等级				备注
		优	良	中	差	
态度	关爱幼儿的健康，态度端正、亲切					
	养成积极主动好学的学习习惯					
	小组分工合作，小组成员积极参与，合作意识较强					
语言	展示讲解语言流畅，使用普通话，并且普通话标准					
	展示讲解语言甜美、干净，音量适中					
	陈述内容清晰、准确					
行为	动作协调，指示清晰					
	动作示范正确、规范					
	动作示范美观、大方、自然					
	陈述语言与动作要协调一致					
效果	熟记幼儿急性结膜炎的判断方法					
	小组合作完成效果较好					
	条理清楚，要点突出					
	展示时教态自然					

拓展训练

走进幼儿园,深入了解幼儿园的一日常规工作,一并做一份关于幼儿常见传染病的调查表。表格内容如下:

亲爱的家长:

您的孩子曾经得过以下哪种传染病? 请在相应的空白处打上"√"或填上数据。

班级:_____ 幼儿姓名:_____

疾病名称	得病时间	治疗情况			备注
		治愈	治疗中	久治不愈	
手足口病					
水痘					
风疹					
流行性感冒					
流行性腮腺炎					
细菌性痢疾					
猩红热					
病毒性肝炎					
其他					

项目五 幼儿非传染性常见病的早期发现及预防

项目目标

（1）了解幼儿非传染性常见病的流行特征及病因。

（2）能正确诊断幼儿非传染性常见病。

（3）熟练掌握幼儿非传染性常见病的预防及护理措施。

（4）掌握在发现幼儿患非传染性常见病后与家长沟通的策略。

任务概述

（1）上网或到幼儿园搜集幼儿园非传染性常见病的案例。

（2）操作完成幼儿非传染性常见病的判断方法。

（3）熟记并口述幼儿非传染性常见病的预防及护理措施。

（4）模拟发现幼儿患非传染性常见病后与家长沟通。

项目理论知识

（1）了解幼儿非传染性常见病的基本常识、种类、症状和措施。

（2）理解幼儿非传染性常见病正确的预防及护理措施。

（3）掌握幼儿非传染性常见病正确的诊断方法。

常见疾病的基本常识如下表所示：

疾病的概念	疾病的分类	疾病的症状	幼儿常见疾病种类
疾病是机体在一定病因的损害性作用下，因自我调节紊乱而发生的异常的生命活动过程	非传染性疾病；传染性疾病	神态异常；吃喝异常；大小便异常；睡眠异常；体温异常；呼吸异常	常见呼吸道疾病：感冒、肺炎等；常见消化系统疾病：腹泻；常见营养性疾病：缺铁性贫血、维生素D缺乏性佝偻病、肥胖症；常见五官疾病：龋齿、斜视、弱视、中耳炎；常见皮肤病：湿疹、痱子

任务一　维生素 D 缺乏性佝偻病的早期发现及预防

任务目标

（1）学习了解幼儿维生素 D 缺乏性佝偻病的特征及病因。

（2）在模拟情景中，独立操作完成幼儿维生素 D 缺乏性佝偻病的判断方法。

（3）熟悉幼儿维生素 D 缺乏性佝偻病的预防及护理措施，并能在模拟情景中熟练操作运用。

（4）掌握在发现幼儿患维生素 D 缺乏性佝偻病后与家长沟通的策略。

相关理论知识

一、幼儿骨骼发育的特点

幼儿骨骼弹性大而硬度小，不易骨折，但受压后容易弯曲变形。提高骨骼钙化，坚固骨骼和牙齿，促进儿童快速长高和强壮身体。户外运动可以刺激骨骼的生长，适量接受阳光照射，可使身体产生维生素 D 以便预防佝偻病。

二、幼儿维生素 D 缺乏性佝偻病的特征及病因

维生素 D 缺乏性佝偻病，又叫骨软化症，即骨矿化不足，也即新形成的骨基质钙化障碍。维生素 D 缺乏会导致钙、磷代谢紊乱和骨骼的钙化障碍，从而形成佝偻病。佝偻病多发生于 3 个月到 2 岁的婴幼儿。佝偻病患儿发育缓慢、抵抗力低，易患肺炎、上呼吸道感染等疾病。

维生素 D 由皮肤经过日照产生，日光照射不足影响皮肤产生足够量的维生素 D。所以，日光照射不足易患佝偻病。另一个维生素 D 的来源途径是内源性，不合理的饮食搭配会导致维生素 D 的摄入量不足。

幼儿所患的相关疾病和常服的相关药物，会加速维生素 D 的分解和代谢而引起佝偻病。

相关实践知识

一、幼儿维生素 D 缺乏性佝偻病的判断方法

实训器材准备：佝偻病的相关图片、可拆解的人体娃娃。

（1）一般表现为婴幼儿烦躁爱哭，睡眠不安，食欲不振，枕骨、前额处秃发，夜间多汗，肌肉松弛，发育迟缓，坐立和行走都比健康幼儿开始得晚。

（2）骨骼会发生相应改变，如头部颅骨软化、胸部形成鸡胸、下肢畸形、呈"O"或"X"形腿

（见图 5 - 1）。

（3）有动作发育迟缓，大脑皮层兴奋性降低，条件反射形成迟缓，语言发展较晚等症状。

（4）患儿出牙较迟，牙齿不整齐，易患龋齿。

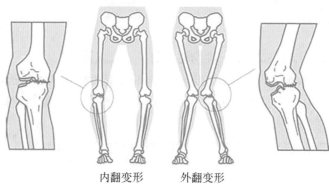

内翻变形　　　外翻变形

图 5 - 1　下肢畸形图示

二、幼儿维生素 D 缺乏性佝偻病的护理

（1）患儿不宜久坐或是久站，不宜穿过紧的裤子，防止发生骨骼畸形，提倡穿背带裤。

（2）患儿应多参与户外活动，多接受日照，但应防止受凉。

（3）采用主动和被动的方式帮助恢复，矫正骨骼畸形。

（4）补充维生素 D 和钙片。

三、幼儿维生素 D 缺乏性佝偻病的预防

（1）孕妇在妊娠期间应多户外活动，食用含钙、维生素 D 的食物，有益于胎儿维生素 D 的储存。

（2）母乳喂养婴儿，母乳中所含维生素 D 更易吸收。

（3）加强幼儿的户外活动，特别是三浴锻炼。

（4）合理搭配幼儿膳食，多吃新鲜水果和蔬菜补充足够的维生素 D。

（5）按时加食蛋黄，适当补充维生素 D 和钙，并积极预防幼儿呼吸道感染、胃肠道疾病以及肝胆疾病。

🎈 小组活动

（1）5—6 人一组，分享搜集幼儿维生素 D 缺乏性佝偻病的相关知识，每组推荐一名同学在全班做交流。

（2）5—6 人一组，模拟操作完成对幼儿维生素 D 缺乏性佝偻病的判断。

（3）5—6 人一组，轮流口述幼儿维生素 D 缺乏性佝偻病的预防及护理措施。

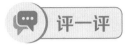 评一评

判断幼儿维生素D缺乏性佝偻病的任务评价表

项目	评价标准	等级				备注
		优	良	中	差	
态度	关爱幼儿的健康,态度端正、亲切					
	养成积极主动的学习习惯					
	小组分工合作,小组成员积极参与,合作意识较强					
语言	展示讲解语言流畅,使用普通话,并且普通话标准					
	展示讲解语言甜美、干净,音量适中					
	陈述内容清晰、准确					
行为	动作协调,指示清晰					
	动作示范正确、规范					
	动作示范美观、大方、自然					
	陈述语言与动作协调一致					
效果	熟记幼儿维生素D缺乏性佝偻病的判断方法					
	小组合作完成效果较好					
	条理清楚,要点突出					
	展示时教态自然					

拓展训练

（1）引起幼儿维生素D缺乏性佝偻病的病因是什么？怎样预防？

（2）作为一名幼儿园老师,假如发现本班的某幼儿患了维生素D缺乏性佝偻病,你该怎样与家长进行沟通？

任务二 缺铁性贫血的早期发现及预防

任务目标

（1）学习了解幼儿缺铁性贫血的特征及病因。

（2）在模拟情景中，独立操作完成对幼儿缺铁性贫血的判断。

（3）熟悉幼儿缺铁性贫血的预防及护理措施，并能在模拟情景中熟练操作运用。

（4）掌握在发现幼儿患缺铁性贫血后与家长沟通的策略。

相关理论知识

一、幼儿膳食需注意

（1）幼儿膳食要满足六大营养素：蛋白质、脂肪、水、维生素、碳水化合物和矿物质。

（2）幼儿膳食各类食物应互相搭配，荤素搭配合理。

（3）幼儿膳食要按时、有规律地定量摄入食物。

二、幼儿缺铁性贫血的特征与病因

缺铁性贫血是儿童时期的常发病，6个月到3岁婴幼儿发病率最高，营养性缺铁性贫血占7岁以前幼儿发病的三分之一以上。主要是因为体内缺铁，使血红蛋白合成减少所致。一般引起幼儿缺铁性贫血的原因主要有以下几方面：

（1）营养因素。由于幼儿营养搭配不合理或饮食中含铁元素不够，导致供铁量不足或提供的铁不易被吸收而引起的缺铁性贫血。

（2）生长发育过快。随着体重的增加，血液量也不断增加。生长过快会造成体内缺铁，血红蛋白含量下降。

（3）吸收障碍。食物直接进入空肠，或者是胃酸过低，会影响铁的吸收。同时，幼儿常患的一些疾病，如腹泻等，也会引起缺铁。

相关实践知识

一、幼儿缺铁性贫血的判断方法

实训器材准备：贫血患儿的图片。

（1）患儿面色苍白，口唇、耳垂、结膜、指甲甲床等处均缺乏血色。

（2）活动时易疲劳，不活泼，易哭闹，记忆力减退，睡眠不好。

（3）甚至导致食欲不好、消化不良及腹泻。

（4）长久下去会影响幼儿的生长发育、运动能力和智力。

二、幼儿缺铁性贫血的护理

（1）明确贫血的根本原因，从根本上治疗缺铁性贫血。

（2）合理地调节幼儿的饮食，搭配合理，添加富含铁的食物，如黑木耳、紫菜、发菜等。

（3）服用补铁的药物。

（4）补充有利于铁吸收的食物，如补充维生素 C，促进铁的吸收。

三、幼儿缺铁性贫血的预防

（1）提倡母乳喂养婴儿，并及时添加含铁丰富的辅助食品，如蛋黄、肉沫等。

（2）选用铁制烹饪用具。

（3）合理搭配饮食，供给含铁量丰富和维生素 C 高的食物，纠正不良的饮食习惯，不挑食、不偏食。

（4）注意维生素 C 的补充，可促进食物中铁的吸收。

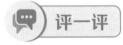

（1）5—6 人一组，分享搜集幼儿缺铁性贫血疾病的相关知识，每组推荐一名同学在全班做交流。

（2）5—6 人一组，模拟操作完成对幼儿缺铁性贫血疾病的判断。

（3）5—6 人一组，轮流口述幼儿缺铁性贫血疾病的预防及护理措施。

评一评

判断幼儿缺铁性贫血疾病的任务评价表

项目	评价标准	等级				备注
		优	良	中	差	
态度	关爱幼儿的健康，态度端正、亲切					
	养成积极主动的学习习惯					
	小组分工合作，小组成员积极参与，合作意识较强					
语言	展示讲解语言流畅，使用普通话，并且普通话标准					
	展示讲解语言甜美、干净，音量适中					
	陈述内容清晰、准确					

续 表

项目	评价标准	等级				备注
		优	良	中	差	
行为	动作协调,指示清晰					
	动作示范正确、规范					
	动作示范美观、大方、自然					
	陈述语言与动作协调一致					
效果	熟记幼儿缺铁性贫血疾病的判断方法					
	小组合作完成效果较好					
	条理清楚,要点突出					
	展示时教态自然					

拓展训练

(1) 走进幼儿园,深入幼儿园,了解为什么幼儿易患缺铁性贫血疾病?

(2) 作为一名幼儿园老师,假如发现本班的某幼儿患了缺铁性贫血疾病,你该怎样与家长进行沟通?

任务三　腹泻的早期发现及预防

任务目标

(1) 学习了解幼儿腹泻的特征及病因。

(2) 在模拟情景中,独立操作完成对幼儿腹泻的判断。

（3）熟悉幼儿腹泻的预防及护理措施，并能在模拟情景中熟练操作运用。

（4）掌握在发现幼儿腹泻后与家长沟通的策略。

相关理论知识

一、幼儿肠道的特点

幼儿肠道相对比较长，肠壁比较薄，消化功能较差；肠的吸收能力比消化能力强；肠的蠕动性较低，但营养需要相对多，胃肠道负担重。

二、幼儿腹泻的流行特征与病因

腹泻俗称"拉肚子"，是指排便次数明显超过平日排便次数，粪便较稀，水分多，伴有排便紧迫、失禁等症状。腹泻分为感染性和非感染性两大类。非感染性腹泻称消化不良，感染性腹泻除细菌性痢疾、鼠伤寒外，都称为小儿肠炎。严重腹泻时，会引起机体脱水，可危及生命。一般会引起幼儿腹泻的原因有以下几方面：

（1）细菌感染。幼儿在吃了被细菌污染的食物或是饮用了被细菌污染的水引发肠炎或其他肠道疾病，从而导致腹泻、呕吐、发热等症状。

（2）病毒感染。幼儿通过食物或其他途径感染病毒，从而引起腹泻、恶心、呕吐、发热等症状。

（3）食物中毒。幼儿误食有毒或变质食物，可能会出现呕吐、发热等急性胃肠道症状。

（4）幼儿饮食无规律，消化不良，进食过多，或是胃动力不足，容易引起腹胀、腹泻、恶心、呕吐等症状。

（5）幼儿夏季腹部受凉，致使肠蠕动加快，形成腹泻。

（6）幼儿饮食不当、不良刺激和水土不服等也会引起腹泻。

（7）幼儿患肠道感染性疾病或者患肠道非感染性炎症，易引起腹泻。若幼儿小肠吸收不良，也易引起腹泻。

相关实践知识

一、幼儿腹泻的判断方法

（1）排便次数增多，量增加，呈稀便和水样便（见图5-2）。

（2）粪便黄色或黄绿色，呈稀糊状或蛋花样。体温正常或低热。

（3）伴有腹痛、恶心、呕吐等症状。

（4）有的患儿表现出食欲不振甚至拒食。严重者全身症状明显，伴随着发热、烦躁不安、

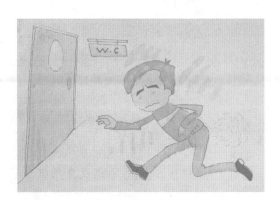

图5-2 幼儿腹泻

嗜睡、惊厥。

（5）随着全身症状加重,可引起神经系统、心、肝、肾功能失调。腹泻严重者,还会导致脱水、代谢性酸中毒、低钙血症和低镁血症。

二、幼儿腹泻的护理

（1）注意每次便后用温水给患儿清洗臀部。

（2）患儿在腹泻期间应多注意饮食配合。原则上多食用营养丰富、易消化、低油脂的食物。若为急性腹泻并伴有呕吐,应禁食一天。病情轻者,应进流食。

（3）患儿在腹泻期间应多喝水,防止病人因腹泻而出现脱水。

（4）患儿应多卧床休息,以减少体力消耗和肠蠕动次数,注意腹部保暖。

（5）搞好幼儿园环境卫生,不吃不干净的瓜果蔬菜,注意幼儿个人卫生,防止疾病传播和流行。

三、幼儿腹泻的预防

（1）注意培养幼儿良好的卫生习惯,饭前便后要洗手,不喝生水,不吃变质、不干净、不新鲜的食物,严防病从口入。

（2）避免幼儿园孩子间的接触传染。

（3）保证幼儿充足的睡眠和丰富的营养,增强幼儿抵抗力。

（4）注意饮用水卫生,要喝煮沸过的开水。

（5）幼儿园要注意环境卫生,并安排合理的膳食,保证饮食的健康和卫生。

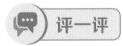

小组活动

（1）5—6人一组,分享搜集幼儿腹泻的相关知识,每组推荐一名同学在全班做交流。

（2）5—6人一组,模拟操作完成对幼儿腹泻的判断。

（3）5—6人一组,轮流口述幼儿腹泻的预防及护理措施。

评一评

判断幼儿腹泻的任务评价表

项目	评价标准	等级				备注
		优	良	中	差	
态度	关爱幼儿的健康,态度端正、亲切					
	养成积极主动的学习习惯					
	小组分工合作,小组成员积极参与,合作意识较强					

续　表

项目	评价标准	等级				备注
		优	良	中	差	
语言	展示讲解语言流畅,使用普通话,并且普通话标准					
	展示讲解语言甜美、干净,音量适中					
	陈述内容清晰、准确					
行为	动作协调,指示清晰					
	动作示范正确、规范					
	动作示范美观、大方、自然					
	陈述语言与动作协调一致					
效果	熟记幼儿腹泻的判断方法					
	小组合作完成效果较好					
	条理清楚,要点突出					
	展示时教态自然					

拓展训练

走进幼儿园,深入幼儿园,了解幼儿腹泻通常有哪些类型,其中哪个类型最多? 为什么?

任务四　肥胖的早期发现及预防

任务目标

(1) 学习了解幼儿肥胖的特征及病因。

(2) 在模拟情景中,独立操作完成对幼儿肥胖的判断。

(3) 熟悉幼儿肥胖的预防及护理措施,并能在模拟情景中熟练操作运用。

(4) 掌握在发现幼儿患肥胖后与家长沟通的策略。

相关理论知识

一、幼儿营养的搭配特点

（1）幼儿膳食需要满足六大营养素：蛋白质、脂肪、水、维生素、碳水化合物和矿物质。

（2）幼儿膳食各类食物应互相搭配，荤素搭配合理。

（3）幼儿膳食要按时、有规律地定量摄入食物。

二、幼儿肥胖的特征与病因

肥胖是一种由多种因素引起的慢性代谢性疾病，以体内脂肪细胞的体积和细胞数增加，导致机体脂肪占体重的百分比异常增高，并在某些局部过多沉积脂肪为特点。体重超过相应身高标准体重的 20%，即为肥胖。一般会引起幼儿肥胖的原因主要有以下几方面：

（1）遗传因素。父母双方有一方肥胖者，子女肥胖的几率要高于其他人。

（2）社会环境因素。美食诱惑加上饮食不节制，成为肥胖的主要原因。

（3）日常饮食安排不当，多肉少菜。

（4）运动因素。幼儿在日常生活中缺乏锻炼，体内热量消耗少，助长肥胖的发生。

相关实践知识

一、幼儿肥胖的判断方法

实训器材准备：肥胖的图片、洋娃娃

（1）患儿食欲亢进，喜食甜肥，懒于活动。

（2）外表肥胖高大，体重、身高超过同龄幼儿。

（3）皮下脂肪分布均匀，以面颊、肩部、胸乳部及腹壁脂肪积累为显著，四肢以大腿、上臂粗壮而肢端较细。

（4）暴饮暴食，夜间进食，饭后静卧，缺乏运动。

二、幼儿肥胖的护理

（1）使幼儿养成良好的饮食习惯，少吃高热量、高脂、高糖的食物，吃肉同时也要吃蔬菜。

（2）纠正幼儿不良的饮食习惯，不挑食、不偏食。每日饮食应少食多餐，少吃零食，尤其是高热的甜食。

（3）进食有规律，进食应细嚼慢咽，逐渐减少肥胖儿的进食量，使之恢复正常体重。

（4）加强幼儿户外活动，如步行、跳绳等。

三、幼儿肥胖的预防

（1）饮食清爽，采用合理的饮食营养方法，定时定量，荤素搭配合理，不暴饮暴食，少吃零食。

（2）保持幼儿户外运动，增强幼儿体质，预防肥胖发生。

（3）使幼儿养成良好的生活规律,合理安排和调整好幼儿的睡眠。

（4）少饮糖水或含糖多的饮料,少食油脂类食品,每日需进食一定量的粗粮、蔬菜和水果。

（5）保持心情舒畅,良好的情绪能使机体的生理功能正常运转,对预防肥胖有一定的作用。

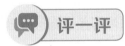 **小组活动**

（1）5—6 人一组,分享搜集幼儿肥胖的相关知识,每组推荐一名同学在全班做交流。

（2）5—6 人一组,模拟操作完成对幼儿肥胖的判断。

（3）5—6 人一组,轮流口述幼儿肥胖的预防及护理措施。

评一评

判断幼儿肥胖的任务评价表

项目	评价标准	等级				备注
		优	良	中	差	
态度	关爱幼儿的健康,态度端正、亲切					
	养成积极主动好学的学习习惯					
	小组分工合作,小组成员积极参与,合作意识较强					
语言	展示讲解语言流畅,使用普通话,并且普通话标准					
	展示讲解语言甜美、干净,音量适中					
	陈述内容清晰、准确					
行为	动作协调,指示清晰					
	动作示范正确、规范					
	动作示范美观、大方、自然					
	陈述语言与动作要协调一致					
效果	熟记幼儿肥胖的判断方法					
	小组合作完成效果较好					
	条理清楚,要点突出					
	展示时教态自然					

拓展训练

（1）简述目前引起幼儿肥胖的原因，以及肥胖有哪些危害。

（2）作为一名幼儿园老师，假如发现本班的某幼儿患了肥胖，你该采取哪些措施预防肥胖疾病？

任务五　便秘的早期发现及预防

任务目标

（1）学习了解幼儿便秘的特征及病因。
（2）在模拟情景中，独立操作完成对幼儿便秘的判断。
（3）熟悉幼儿便秘的预防及护理措施，并能在模拟情景中熟练操作运用。
（4）掌握在发现幼儿便秘后与家长沟通的策略。

相关理论知识

一、幼儿肠道的特点

幼儿肠壁肌肉组织和弹性组织发育较差，肠蠕动能力比成人弱，幼儿乙状结肠和直肠相对较长，粪便中的水分易被过度吸收，因此如果食物停留在大肠的时间较长，易造成便秘。

二、幼儿便秘的特征与病因

便秘主要指排便次数减少,粪便干结、排便困难等。是否便秘,应结合粪便的性状、本人平时排便习惯和排便是否困难做判断。

幼儿没有养成定时的排便习惯,忽视正常便意,排便反射受到抑制。睡眠不足、持续高度精神紧张,也易形成便秘。不良的饮食习惯,饮食太过于精细、缺乏纤维,也易形成便秘。此外,幼儿若是活动量少,不利于肠胃蠕动,也易形成便秘。

📊 相关实践知识

一、幼儿便秘的判断方法

(1) 排便次数少,排便艰难,排便不畅。

(2) 大便干结、硬便,排便不净感,甚至伴有便血、黑便、腹痛或腹部不适等症状。

(3) 部分患儿伴有失眠、烦躁、多梦、焦虑等精神心理障碍。

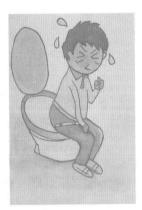

图 5-4　幼儿便秘

二、幼儿便秘的护理

(1) 保证饮食中有充足的粗纤维和充足的水分摄入,有助于排便。

(2) 增强幼儿户外活动,增强肠道蠕动力,促进排便。

(3) 对幼儿进行适当的腹部按摩,刺激肠蠕动,帮助排便。

(4) 养成定时排便的习惯。

(5) 尽量少用有轻泄作用的保健品。

三、幼儿便秘的预防

(1) 避免进食过少或者过于精细的食物,多吃粗纤维。

(2) 避免排便受干扰,养成良好的排便习惯,每日定时排便。

(3) 避免对幼儿滥用泻药,形成药物依赖后更易导致便秘。

(4) 坚持幼儿户外活动锻炼,增强肠蠕动。

(5) 合理安排幼儿的作息,安排适当的运动。

🎈 小组活动

(1) 5—6 人一组,分享搜集幼儿便秘的相关知识,每组推荐一名同学在全班做交流。

(2) 5—6 人一组,模拟操作完成对幼儿便秘的判断。

(3) 5—6 人一组,轮流口述幼儿便秘的预防及护理措施。

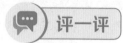 评一评

判断幼儿便秘的任务评价表

项目	评价标准	等级				备注
		优	良	中	差	
态度	关爱幼儿的健康,态度端正、亲切					
	养成积极主动的学习习惯					
	小组分工合作,小组成员积极参与,合作意识较强					
语言	展示讲解语言流畅,使用普通话,并且普通话标准					
	展示讲解语言甜美、干净,音量适中					
	陈述内容清晰、准确					
行为	动作协调,指示清晰					
	动作示范正确、规范					
	动作示范美观、大方、自然					
	陈述语言与动作协调一致					
效果	熟记幼儿便秘的判断方法					
	小组合作完成效果较好					
	条理清楚,要点突出					
	展示时教态自然					

拓展训练

(1) 作为一名幼儿园老师,假如发现本班的某幼儿患了便秘,你该采取哪些措施?

（2）作为一名幼儿园老师，假如发现本班的某幼儿患了便秘，你该怎样与家长进行沟通？

任务六　呼吸道疾病的早期发现及预防

任务目标

（1）学习了解幼儿呼吸道疾病的特征及病因。

（2）在模拟情景中，独立操作完成对幼儿呼吸道疾病的判断。

（3）熟悉幼儿呼吸道疾病的预防及护理措施，并能在模拟情景中熟练操作运用。

（4）掌握在发现幼儿患呼吸道疾病后与家长沟通的策略。

相关理论知识

一、幼儿呼吸道的特点

幼儿鼻腔窄小，还没长出鼻毛，不能阻挡灰尘和细菌，所以易患上呼吸道感染。幼儿咽部相对狭小及垂直，幼儿咽鼓管较短并且呈水平位，故幼儿易患中耳炎。幼儿喉腔狭窄，软骨柔软，黏膜柔嫩，发生炎症时，容易发生梗阻而致吸气性呼吸困难。

二、幼儿呼吸道疾病的特征与病因

呼吸道疾病包括上、下呼吸道急、慢性炎症，呼吸道感染，呼吸道异物，先天畸形及肺部肿瘤等。其中急性呼吸道感染最为常见，约占儿科门诊的60%以上。幼儿呼吸系统的生理特点与幼儿时期易患呼吸道疾病密切相关。一般会引起幼儿呼吸道疾病的原因有以下几方面：

（1）各种病毒和细菌均可引起，但90%以上为病毒，主要有鼻病毒、呼吸道合胞病毒、流感病毒、副流感病毒等。

（2）气候干燥易引起人体机理的上火症状，从而引发呼吸道感染。

（3）幼儿抵抗力弱，容易受周围环境影响，诱发呼吸道感染。

（4）幼儿鼻黏膜比较娇嫩，鼻孔毛较少，喉部比较狭窄，容易感染呼吸道疾病。

相关实践知识

一、幼儿呼吸道疾病的判断方法

实训器材准备：呼吸道疾病的图片、可拆卸人体结构模型（可见咽喉部）。

图 5-5　扁桃体肿大

（1）局部症状：鼻塞、流涕、喷嚏、干咳、咽部不适和咽痛等。

（2）全身症状：发热、烦躁不安、头痛、全身不适、乏力等。部分患儿有食欲不振、呕吐、腹泻、腹痛等消化道症状。

（3）体征：体检可见咽部充血，扁桃体肿大（见图 5-5）。有时可见下颌和颈部淋巴结肿大。肺部听诊一般正常。

（4）并发症：婴幼儿中以中耳炎、鼻窦炎、扁桃体周围脓肿、颈淋巴结炎、喉炎、支气管炎及肺炎为主。

二、幼儿呼吸道疾病的护理

（1）多喝水：有利于幼儿排尿和出汗，促使幼儿的体内的火气、毒素尽快排除。

（2）保持周围空气清新。

（3）适当退热。

（4）保持呼吸通畅。

（5）饮食：保教人员不要强迫幼儿进食，幼儿在患病时的食欲和消化能力都会很差。饮食宜清淡、有营养、易消化，如稀粥、蛋羹等。

三、幼儿呼吸道疾病的预防

（1）卧室、教室要保持空气清洁、流通、湿润，污浊、干冷的空气会刺激幼儿的呼吸道。避免前往人多拥挤、空气不流通的场所，因为这类场所很容易传染呼吸道疾病。

（2）加强营养。

（3）培养良好的生活习惯。

（4）关注天气变化，注意给幼儿保暖。

（5）加强身体锻炼，增强自身的抵抗力。应注意幼儿合理膳食，适量地食用水果。

（6）患呼吸道疾病的幼儿最好在家休养一段时间，不然容易传染给其他幼儿。

小组活动

（1）5—6 人一组，分享搜集幼儿呼吸道疾病的相关知识，每组推荐一名同学在全班做交流。

（2）5—6 人一组,模拟操作完成对幼儿呼吸道疾病的判断。

（3）5—6 人一组,轮流口述幼儿呼吸道疾病的预防及护理措施。

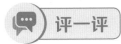 评一评

判断幼儿呼吸道疾病的任务评价表

项目	评价标准	等级				备注
		优	良	中	差	
态度	关爱幼儿的健康,态度端正、亲切					
	养成积极主动的学习习惯					
	小组分工合作,小组成员积极参与,合作意识较强					
语言	展示讲解语言流畅,使用普通话,并且普通话标准					
	展示讲解语言甜美、干净,音量适中					
	陈述内容清晰、准确					
行为	动作协调,指示清晰					
	动作示范正确、规范					
	动作示范美观、大方、自然					
	陈述语言与动作协调一致					
效果	熟记幼儿呼吸道疾病的判断方法					
	小组合作完成效果较好					
	条理清楚,要点突出					
	展示时教态自然					

拓展训练

作为一名幼儿园老师,假如发现本班的某幼儿患了呼吸道疾病,你该采取哪些护理措施?

任务七　龋齿的早期发现及预防

任务目标

（1）学习了解幼儿龋齿的特征及病因。

（2）在模拟情景中，独立操作完成对幼儿龋齿的判断。

（3）熟悉幼儿龋齿的预防及护理措施，并能在模拟情景中熟练操作运用。

（4）掌握在发现幼儿龋齿后与家长沟通的策略。

相关理论知识

一、幼儿牙齿发育的特点

幼儿在2岁半左右出齐乳牙。幼儿一般从6—7岁开始换牙。乳牙牙釉质薄，牙本质松脆，易生龋齿。多用牙齿咀嚼食物能够帮助消化，对恒牙的顺利萌发有重要作用。

二、幼儿龋齿的流行特征与病因

龋齿俗称虫牙、蛀牙，是细菌性疾病。如不及时治疗会继而发展成牙髓炎、根尖周炎和颌骨炎症。病变若持续发展，会形成龋洞，最终牙冠完全破坏消失。龋齿的特点是发病率高，是最普遍的疾病之一。幼儿会因牙痛而影响食欲、咀嚼，进而影响消化、吸收和生长发育。一般会引起幼儿龋齿的病因主要有以下几方面：

（1）幼儿缺乏营养，特别是缺乏维生素和矿物质。

（2）口腔环境太差会导致细菌的滋生。如临睡前吃东西或者口含食物睡觉。

（3）龋齿与牙齿的形态、组织结构等有直接的关系。如牙齿排列不齐，使牙不易刷净。

相关实践知识

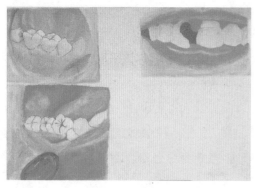

图5-6　龋洞

一、幼儿龋齿的判断方法

实训材料准备：牙齿模型、龋齿图片（见图5-6）。

（1）龋齿发生在牙齿平滑面，擦去表面菌斑或软垢，可见病变部位表面粗糙、光泽消失。

（2）龋洞位于牙本质的浅层时，主要表现为进食冷、酸、热或甜时，龋洞有疼痛感，过会儿无疼痛感。龋洞位于牙本质深层时，疼痛感强。

二、幼儿龋齿的护理

（1）刷牙可以清除口腔中的大部分细菌，减少菌斑形成，改变口腔环境，创造清洁条件是防龋齿的重要环节。

（2）早中晚刷牙，饭后漱口。

（3）减少或控制食物中的糖摄入，睡前勿吃糖，日常饮食多吃粗粮和膳食纤维。

三、幼儿龋齿的预防

（1）注意卫生：勤刷牙、养成饭后漱口的好习惯。

（2）注意饮食：少吃酸性刺激食物，临睡前不吃零食。

（3）少吃含糖分高的食物，如糖、巧克力、饼干等。

（4）不可吃太多过于坚硬的食物，以免磨坏牙齿。

（5）平时饮食应多摄入富含钙质、无机盐等营养元素的食物，尽可能食用高纤维粗糙食物。

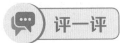 **小组活动**

（1）5—6人一组，分享搜集幼儿龋齿的相关知识，每组推荐一名同学在全班做交流。

（2）5—6人一组，模拟操作完成对幼儿龋齿的判断。

（3）5—6人一组，轮流口述幼儿龋齿的预防及护理措施。

评一评

判断幼儿龋齿的任务评价表

项目	评价标准	等级				备注
		优	良	中	差	
态度	关爱幼儿的健康，态度端正、亲切					
	养成积极主动的学习习惯。					
	小组分工合作，小组成员积极参与，合作意识较强					
语言	展示讲解语言流畅，使用普通话，并且普通话标准					
	展示讲解语言甜美，干净，音量适中					
	陈述内容清晰、准确					
行为	动作协调，指示清晰					
	动作示范正确、规范					
	动作示范美观、大方、自然					
	陈述语言与动作要协调一致					

续　表

项目	评价标准	等级				备注
		优	良	中	差	
效果	熟记幼儿龋齿的判断方法					
	小组合作完成效果较好					
	条理清楚,要点突出					
	展示时教态自然					

拓展训练

（1）为了防止幼儿患龋齿、保护好自己的牙齿,应引导幼儿养成每天早晚刷牙的习惯,那么刷牙的正确方法是什么?

（2）作为一名幼儿园老师,假如发现本班的某幼儿患了龋齿,你该采取哪些措施护理龋齿并加以预防?

（3）走进幼儿园,深入了解幼儿园的一日常规工作,并做一份关于幼儿常见疾病的调查表。表格内容如下:

亲爱的家长:

您的孩子是否经常或者现在患有以下常见疾病? 请在相应的空白处打上"√"或填上数据。

班级:_____　幼儿姓名:_____

疾病名称	得病时间	治疗情况			备注
		治愈	治疗中	久治不愈	
维生素D缺乏佝偻病					
腹泻					

续　表

疾病名称	得病时间	治疗情况			备注
		治愈	治疗中	久治不愈	
便秘					
肥胖					
呼吸道疾病					
龋齿					
缺铁性贫血					
其他					

参考资料

［1］宋文霞,王翠霞.幼儿园一日生活环节的组织策略[M].北京:中国轻工业出版社,2013.

［2］吴香平,彭丽华.幼儿园保育工作指南[M].北京:中国轻工业出版社,2014.

［3］张兰香,潘秀萍.学前儿童卫生与保健[M].北京:北京师范大学出版社,2011.

［4］王洁,王东红.幼儿卫生保健[M].北京:高等教育出版社,2012.

［5］马虹,马峰.幼儿园保教管理工作指南[M].上海:华东师范大学出版社,2014.

［6］张徽.幼儿卫生与保健[M].上海:华东师范大学出版社,2014.

［7］洪秀敏,金芳.保教知识与能力[M].上海:华东师范大学出版社,2015.

［8］王潇.幼儿园健康教育与活动指导[M].上海:华东师范大学出版社,2015.

［9］王明珠.幼儿园一日活动教育细节69例[M].北京:中国轻工业出版社,2014.

［10］北京师范大学实验幼儿园.保育员工作指南[M].北京:北京师范大学出版社,2012.

［11］元永英.学前儿童健康教育与活动指导[M].成都:西南财经大学出版社,2014.

［12］李君.学前儿童健康教育[M].北京:科学出版社,2012.

［13］丁海东.幼儿园游戏与指导[M].北京:高等教育出版社,2012.

［14］刘波.幼儿园游戏教程[M].北京:中国传媒大学出版社,2014.

［15］李季湄,冯晓霞.《3—6岁儿童学习与发展指南》解读[M].北京:人民教育出版社,2013.

［16］中国就业培训技术指导中心,劳动和社会保障部职业技能鉴定中心.保育员(初级)[M].北京:中国财政经济出版社,2008.

［17］中国就业培训技术指导中心,劳动和社会保障部职业技能鉴定中心.保育员(初级技能、中级技能、高级技能)[M].北京:中国财政经济出版社,2003.

［18］国家教师资格考试培训中心系列教材编写组.保教知识与能力[M].上海:华东师范大学出版社,2013.

［19］孟亭含.学前儿童卫生保健[M].成都:西南财经大学出版社,2013.

［20］万钫.幼儿卫生学[M].北京:人民教育出版社,2009.

［21］学前教育专业实训教育指导[M].北京:科学出版社,2009.